치매 전문의도
실천하는
치매 예방법

KB089057

치매 전문의도
실천하는
치매 예방법

9가지 치매 원인을 이기는
하루하루 생활 습관

엔도 히데토시 지음

장은주 옮김

현대
지성

치매 걱정 없는 건강한 노년을 위해

나는 의사가 되고 나서 35년 이상 치매 연구에 매진해왔
다. 치매는 누구나 걸릴 수 있는 질환이다. 이 질환은 뇌 신
경세포를 파괴하고, 심해지면 이해력과 판단력을 떨어뜨려
일상에서 다양한 문제를 일으킨다. 그럼 치매에 걸리지 않으
려면 어떻게 해야 할까? 어떤 운동을 하고 무슨 음식을 먹어
야 치매를 예방할 수 있을까? 사실 최근에 들어서야 치매 예
방에 관한 정보가 차츰 알려지기 시작했다. 2019년 세계보
건기구WHO에서 치매 연구 결과를 모아 처음으로 '치매 예방
가이드라인Risk reduction of cognitive decline and dementia WHO Guidelines'을

만들었다.

 오랫동안 치매 전문의로 활동해온 나도 일반인을 위한 치매 예방 정보를 알리고자 이 책을 집필하기로 마음먹었다. 이 책은 치매에 관한 최근 연구 성과를 이해하기 쉽게 설명하면서 누구나 실천할 수 있는 치매 예방법을 소개한다. 이 책에는 특히 내가 직접 실천하고 있는 치매 예방법도 실었는데, 이유는 크게 두 가지다.

 첫째, 치매 예방법을 누구에게나 똑같이 적용할 수는 없기 때문이다. 무엇을 어떻게 얼마나 해야 하는지는 사람마다 다르다. 이른바 '맞춤형 예방'이 중요하다. 저마다 생활 방식이 달라 걸리기 쉬운 치매 원인 질환도 다르다. 이를테면, 당뇨병 환자는 알츠하이머병에 취약하다. 혈당치가 높게 나타나는 당뇨병은 알츠하이머병의 원인인 뇌 속 특정 단백질 이상과 관련 있다. 당뇨병 환자가 치매 위험을 줄이기 위해 자신의 혈당치를 어느 정도까지 억제해야 하는지는 이미 연구를 통해 밝혀졌다. 당뇨가 있는 사람과 없는 사람의 치매 예방법이 다르듯, 저자인 '나'라는 개인의 '샘플'을 참고해 각자 자신에게 맞는 치매 예방법을 계발하길 바란다.

 둘째, 치매를 예방하는 데 사회 활동이 얼마나 중요한지 강조하기 위해서다. 퇴직 후 자기가 평소 하고 싶었던 사회 활동을 하는 게 좋다. 사회 활동이란 사회와 나 사이의 접점을 찾는 활동으로, 대표적으로 직장 생활이 포함된다. 나이가 들어 직장 생활을 마무리하고 사회 활동을 멈추면 치매 위험이 높아진다.

나는 2020년 3월에 오랫동안 근무한 일본 국립장수의료연구센터를 퇴직했다. 그렇다고 손에서 일을 아예 놓지는 않았다. 몇몇 병원에서 진료도 하고 대학에서 강의도 맡고 있다. 자유로운 시간이 늘어난 만큼 골프, 요리, 수영도 배워볼 참이다. 여가 활동은 치매 예방에 효과적이다.

글을 쓰고 있자니 하세가와 가즈오 선생이 생각난다. 하세가와 선생은 일본 치매 연구의 일인자이자 '하세가와식 치매 문진표'의 개발자인데, 2017년 88세에 치매를 진단받았다는 사실을 스스로 밝혔다. 나는 고등학교 선배이기도 한 하세가와 선생과 함께 학회를 운영하면서 그에게 신세를 많이 졌다. 다른 사람도 아니고 하세가와 선생이 치매를 앓는다는 소식은 그야말로 충격적이었다. 이를 계기로 나는 치매 예방에 관한 지식을 더 널리 알려야겠다고 마음먹었다.

현재 코로나19 감염 문제로 대다수의 고령자가 집에만 머물면서 치매 위험에 노출되어 있다. 나도 요즘 "떨어져 사는 부모님이 걱정 된다"라는 고민을 가진 상담자들을 많이 만나고 있다. 인류 역사상 전무후무한 이 전염병은 건강이 얼마나 중요한지 새삼 느끼게 한다. 이런 어려운 상황에서 이 책이 여러분에게 조금이나마 도움과 위안이 된다면 나로서는 더할 나위 없이 좋겠다.

치매 전문의, 엔도 히데토시

차례

2장 치매는 어디까지 예방할 수 있을까?

3장 고혈압과 당뇨병 중 어느 쪽이 치매에 더 위험할까?

6장 이웃과의 유대가 치매를 예방한다

1장

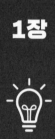

나는 이렇게
치매를 예방한다

정년퇴직 후
치매를 예방하려면

치매 전문의의 일상생활

최근 의학계는 치매 발병 위험을 줄이는 예방법을 조금씩 밝혀내고 있다. 발병 위험을 아예 없애지는 못해도 어느 정도 치매를 예방할 수는 있다. 누구나 치매 걱정 없이 건강하게 살고 싶어 한다. 이 책에서는 모두의 바람을 만족시킬 만한 치매 예방법을 쉽게 풀어서 알려준다. 더불어 내가 치매를 예방하기 위해 어떻게 생활하고 있는지도 소개한다. 나는 지극히 평균적인 사람이기 때문에 여러분은 '나'라는 예시를 참고할 수 있을 것이다.

먼저 정년퇴직에 관한 이야기를 해보자. 요즘은 한 회사에

평생을 바치고 60세에 정년퇴직을 한 후 유유자적하며 여생을 보내는 사람이 많지 않다. 다니던 회사를 그만둔 뒤에도 다른 일을 하는 경우가 많아졌기 때문이다. 만약 정년퇴직을 한다 해도 그 시기는 대부분 65세가 넘는다.

퇴직을 하면 생활 리듬이 확연히 달라진다. 바뀐 생활에 얼마나 적응하는지가 치매 예방에 중요하다. 정년을 맞은 회사 선배를 오랜만에 만났을 때 전과 많이 달라져 놀란 적이 있을 것이다. 그새 훌쩍 늙은 느낌이랄까. 이런 사람일수록 치매 위험도가 높을 수 있다.

교장 선생님은 치매에 걸리기 쉽다?

잠시 일을 손에서 놓고 여유롭게 지내고 싶다는 생각이 들 때가 있다. 쉴 새 없이 앞만 보고 달려왔다면 퇴직했을 때 잠깐 쉬어가는 것도 좋다. 하지만 매일이 일요일인 것처럼 생활 리듬이 깨진다면 치매 위험이 크다. 예컨대, 통근할 일이 없어 몸을 움직이는 시간이 줄어든다. 운동 부족은 치매의 치명적인 요인이다. 하루 대부분의 시간을 의미 없이 보내 정신을 집중할 기회도 줄어든다. 무엇보다 일을 그만두는 바람에 회사라는 사회에 더 이상 속해 있지 않다. 이렇게 사회로부터 고립되면 매우 위험하다. 각각의 요인에 관해서는 차차 설명하겠지만 이런 문제는 사실상 정년퇴직 때문에 일어난다.

치매 연구자 사이에 떠도는 속설이 하나 있다. 퇴직 후 치매에 걸리기 가장 쉬운 직업은 학교 교장 선생님이라는 것이다. 어떤 논문이나 연구 데이터도 이 속설을 증명하지는 못하지만, 여기에는 그럴듯한 이유가 있다. 교장이라는 직무는 이름에 걸맞게 재직 중 신경 쓸 일이 한둘이 아니다. 퇴직 후

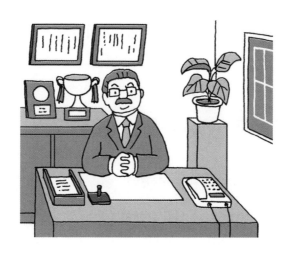

정년퇴직한 교장 선생님을 기다리고 있는 것은…

에는 마음 놓고 여유롭게 지내고 싶을 법한 직업이다. 하지만 퇴직 시점을 기준으로 생활 리듬과 주변 환경이 180도 달라진다. 활동량이 줄거나 주위 사람과 잘 어울리지 못하고 사회적으로 고립되어 정신 건강이 위태로워질 수 있다. 게다가 교장 선생님이라는 직업은 퇴직 후 다른 일에 종사하기 힘든 전문직이기도 하다.

극단적인 예로 교장 선생님을 들었지만, 정년을 맞은 사람은 누구나 이와 비슷한 상황에 놓인다. 따라서 정년퇴직 후 노후 설계만큼 치매 예방도 중요하다. 물론 교장 선생님이 전부 치매에 걸리지는 않는다. 내가 진료한 사람들 중에는 철저한 치매 예방으로 노후를 건강하고 활기차게 보내는 교장 선생님들도 많았으니 안심하기 바란다.

퇴직자라면 퇴사 후 일을 아예 없애지 말자

사실 정년퇴직에 관한 이야기를 하는 다른 이유가 있다. 나는 마침 이 글을 쓰고 있는 시점에 오랫동안 근무한 국립장수의료연구센터에서 65세를 끝으로 정년퇴직했다. 퇴직했다고 해서 완전히 생활이 바뀌는 것은 좋지 않다. 그전까지는 바쁘게 일하다가 갑자기 지나치게 여유가 많이 생기면 치매에 걸릴 위험도가 높아지기 때문이다. 일의 양을 한꺼번에 줄이기보다는 어느 정도 유지하는 게 바람직하다.

퇴직하기 전에는 월요일부터 금요일까지 매일 새벽 5시에 일어나 병원에 출근해서 아침 7시 15분부터 일을 시작했다. 병동에서 공식적인 근무는 오후 5시까지였지만, 밀린 서류를 작성하다 보면 저녁 8시 15분 무렵까지 일하게 되었다. 최근 10년 동안 강연 일정도 많았고 학회와 회의 때문에 일주일에 한두 번은 전국으로 출장을 다녔다. 해마다 두세 번의 해외 출장까지 있었으니 격무에 시달린 셈인데, 정년 후 일과는 다음과 같이 크게 변했다.

일단, 아침 7시에 일어난다. 일요일, 월요일, 화요일은 휴일이다. 수요일부터 토요일까지는 몇몇 병원에서 외래 진료를 맡는다. 수요일과 목요일은 세 시간, 금요일은 여섯 시간, 토요일은 한 달에 두 번 세 시간씩 일한다. 평균적으로 일주일에 두세 번은 성누가국제대학과 메이조대학, 아이치현립대학 간호학과에서 강의를 한다. 상대적으로 근무 시간이 줄면서 아침 시간이 느긋해졌다.

몸은 편하지만 지금까지 바쁜 생활 방식이 몸에 배어 있어 '이렇게 한가해도 괜찮을까?' 하는 생각이 들 때도 있다. 은

정년퇴직 전후의 생활 변화(저자의 경우)

정년 전

- 매일 아침 5시 기상. 평일은 7시 15분에서 17시까지 진료 등 근무. 그 후 20시 15분경까지 서류 작성 등
- 강연이나 학회, 후생노동성의 회의로 주 1~2회는 국내 출장
- 연 2~3회는 해외 출장

정년 후

- 매일 아침 7시 기상. 일, 월, 화는 휴일
- 수~토는 몇몇 병원에서 비상근으로 진료(1일 3~6시간)
- 평균 2~3회는 대학 등에서 강의

퇴를 한 뒤 나와 비슷한 생각을 하는 사람이 많을 것이다. 그런데 나이가 들면 체력이 감퇴한다. 정년퇴직을 했다면 각자의 체력에 기초해 자신이 적당량의 일을 하고 있는지 점검하

자. 혹시 일을 너무 줄였다 싶으면 여가 시간에 멍하니 TV만 보지 말고 새로운 활동을 시작해보자.

골프, 수영, 요리 교실의 효과

나는 공식적인 일이 없는 여가 시간에는 하고 싶은 활동이 많아 멍하니 가만 있지 않는다. 우선 골프를 제대로 배우고 싶다. 현재 나의 골프 스코어는 120 정도지만 일 년 이내에 100으로 줄이는 것을 목표로 프로 선수에게 골프 레슨을 받을 생각이다. 수영도 하고 싶다. 접영을 익혀 25m를 완주하는 게 목표다. 요리 교실에도 나가기 시작했다. 사람이라면 자기가 먹을 음식은 스스로 요리할 줄 알아야 한다고 생각한다. 최근에는 이탈리아 디저트에 도전해 티라미수를 만들어보았다.

전부 취미 생활에 불과한 듯하지만 모두 치매를 예방하는 데 효과적이다. 골프는 한 라운드를 돌면 평균 1만~1만 5,000보를 걷는 셈이니 유산소운동 효과가 있다. 유산소운동을 하면 체내에 산소가 충분히 공급되어 치매 발병을 막는다는 연구 보고가 많이 나와 있다. 이외에도 골프와 같은 운동

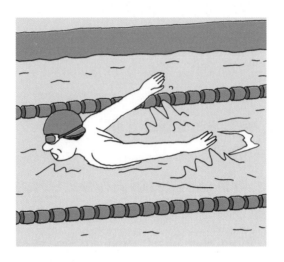

접영을 익혀 25m를 완영한다는 구체적인 목표를 세운다.

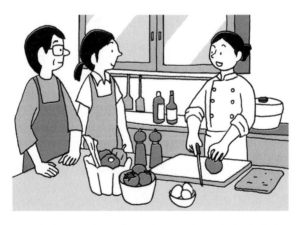

요리 교실에 등록해 요리를 배우는 것도 치매 예방에 좋다.

의 효능은 무궁무진하다. 수영도 물론 유산소운동이고 접영처럼 새로운 것을 학습하는 시도는 뇌를 활성화한다. 요리도 치매 예방에 효과적인 활동이다. 재료 손질부터 조리, 그릇 선택까지 여러 가지 작업을 동시에 진행하므로 뇌 기능을 두루 활용할 수 있다.

골프 스코어 100, 접영 25m와 같이 구체적인 숫자를 포함한 목표를 설정하는 것이 중요하다. 목표를 구체적인 수치로 설정하면 의욕이 솟는다. 수치는 스스로 달성할 수 있을 정도로 적절하게 정한다. 프로 골퍼가 되어 상금 10억을 손에 넣겠다는 비현실적인 목표를 세우면 금방 힘에 부친다.

체력도 기르고 친구도 사귀자

일이든 취미든 좋아하는 것을 하려면 체력이 따라야 한다. 나는 우선 스포츠 클럽에 다니며 하반신 근육을 단련하고 싶다. 몸매를 보기 좋게 만들려고만 한다면 보디빌딩으로 상반신을 단련하겠지만, 고령자의 체력은 다리와 허리에서 나오기 때문에 하반신을 중심으로 단련할 생각이다. 사실 체력 기르기도 치매 예방법이다. 근육량이 감소한 고령자의 체력은 허약^{노쇠, frailty} 상태인데, 이때 치매 위험이 커진다. 이는 다양한 연구로 명확하게 밝혀졌다. 허약 상태에서 집 밖으로 나가지 않으면 운동량이 부족해져 식욕부진, 골절, 우울증 등을 불러일으킨다.

스포츠 클럽에 다녀서 얻는 효과가 또 있다. 나는 개인 트레이너에게 제대로 된 운동법을 배울 계획인데, 트레이너를 만나러 꾸준히 스포츠 클럽에 다니면서 새로운 친구를 사귈 수 있을 거라 기대하고 있다. 즉, 새로운 관계를 맺는 것이다. 스포츠 클럽에서 친구를 만드는 것도 사회와 나를 연결하는 방법이다.

정년퇴직으로 일에서 마음이 멀어져 사회와 접점이 사라지면 치매 위험도가 높아진다. 하지만 굳이 일을 하지 않아도 스포츠 클럽 참여처럼 다른 활동으로도 사회와 연결될 수 있다. 예를 들어, 친구들과 골프를 치러 가도 좋고 봉사활동으로 지역 주민과 돈독한 유대 관계를 쌓아도 좋다. 정년 후에 어떤 활동을 할지 고민이라면 자신의 흥밋거리나 관심사에만 맴돌지 말고 다른 사람과 사회적 유대를 쌓아보자.

일주일에 한두 번은 수다가 필요하다

"저렇게 바쁠 필요가 있을까?"라며 더 여유롭게 보내면 좋겠다는 분도 있겠지만, 나는 퇴직하지 않았을 때 바쁜 생활을 했기 때문에 이 정도는 문제없다. 물론 한 주 일정을 빼곡히 채우지 않아도 상관없다. 여유 있게 보내도 좋지만, 마냥 한가해서는 안 되고 적당히 긴장감을 유지해야 한다. 특별히 중요한 일이 없더라도 일주일에 한두 번은 제대로 복장을 갖추고 외출해보자. 넥타이까지는 필요 없다. 세련된 재킷 차림으로 산책만 해도 충분히 기분을 전환할 수 있다. 마음에 드는 옷을 입고 외출하면 일과에 고작 산책 하나 추가했을 뿐인데도 생활의 활력소가 생긴다.

할 일이 없다고 종일 집에서 잠옷 차림으로 빈둥거리면 치매 위험이 커질 뿐만 아니라 겉모습도 급격히 노화된다. 바꾸어 말하면, 겉모습에 신경을 써야 치매를 예방할 수 있다. 정년 후에도 일이나 취미 등 사회 활동을 계속 이어가는 사람은 집에서 아무것도 하지 않는 사람보다는 외모를 가꾸려 하지 않을까? 하루에 한 번씩 거울에 얼굴을 비춰 보는 사소한 습관도 치매 예방에 도움을 준다.

치매를 일으키는
아홉 가지 위험 요인

개인의 노력으로 치매 위험도를 줄일 수 있다

오늘날은 의학 기술이 발달하고 영양 상태가 개선되어 과거에 비해 인간의 수명이 길어졌다. 따라서 65세에 퇴직하더라도 평균 20~25년을 더 살 수 있다. 어떻게 이 긴 시간을 치매 걱정 없이 건강하게 보낼 수 있을까? 2017년 7월 세계적으로 권위 있는 영국의 의학 전문지 『랜싯The Lancet』에서 치매에 관한 연구 결과를 발표했다. 알츠하이머병 발병 위험도를 높이는 다양한 요인 중에 '개인이 노력하면 피할 수 있는 치매의 아홉 가지 위험 요인'을 밝혀냈다.

아홉 가지 위험 요인은 나이대별로 나눌 수 있다. 65세 이상 노년기의 위험 요인은 흡연, 우울, 운동 부족, 사회적 고립, 당뇨병이다. 65세면 퇴직 후인데 이때 집에만 머물러 운동량이 부족해지거나 사회적으로 고립되면 바로 치매로 이어진다. 흡연자는 담배를 끊어야 하고 당뇨병 환자나 당뇨병 고위험군은 혈당을 낮추기 위한 생활 습관을 실천해야 치매를 예방할 수 있다. 또한 치매 발병과 관련 있는 우울증에 걸리면 기분이 가라앉아 활발하게 활동할 수 없다. 집에서 지내면서 일이나 취미를 손에서 놓아버리는 경우 우울증에 걸릴 위험이 높다. 이런 상황을 막으려면 정년 후에도 일을 하거나 취미 생활을 지속해 사회와 연결되어야 한다.

치매의 아홉 가지 위험 요인

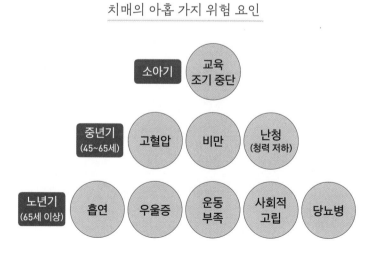

40~50대부터 예방해야 하는 치매

노년기가 시작되기 전에 예방책을 실천해야 치매를 예방할 수 있다. 예를 들어, 우리는 소아기의 치매 위험 요인인 '교육 조기 중단'을 막기 위해 어릴 때부터 노력해야 한다. 단, 현재는 중학교까지가 의무교육이므로 이 교육을 모두 완수한 사람은 저학력이 아니다. 그만큼 요즘에는 충족하기 쉬운 기준이지만, 의무교육을 넘어 어른이 되고 나서도 공부를 하는 것이 치매 예방에 도움이 된다. 의무교육을 이수하는 것은 물론 그 후로도 학업을 이어온 사람일수록 치매에 잘 걸리지 않는다.

소아기의 치매 위험 요인은 의무교육으로 해결되지만, 문제는 중년기(45~65세)다. 이 시기의 위험 요인은 고혈압, 비만, 난청 세 가지가 있다. 흔히 40~50대는 치매를 노인이 걸리는 병이라 치부하며 미리 걱정할 필요가 없다고 생각한다. 확실히 초로기 치매를 제외하고는 치매에 걸리는 연령대는 거의 70대 이상이다. 물론 40대라는 나이에 치매가 마음에 전혀 와 닿지 않는 것도 이해한다. 하지만 고혈압, 비만, 난청을 40대부터 철저히 관리하지 않으면 나이가 더 들었을 때 치매 위험도가 높아진다.

고혈압 환자의 경우, 나이가 들어 혈압이 더 높아지면 혈관성 치매에 걸릴 확률도 더 높아진다. 따라서 혈압은 정상인 130/80mmHg 이하를 목표로 하고, 적어도 고혈압에 해당하는 140/90mmHg 보다 아래여야 한다.

고혈압은 비만과 밀접한 관련이 있다. 즉, 비만의 정도가 심할수록 고혈압일 확률이 높다. 비만을 방치하면 당뇨병에 걸리기도 쉽고 노년기의 치매 위험도도 높아진다.

난청도 주의해야 한다. 나이가 들어 귀가 안 들리는 것을 '노인성 난청'이라고 하는데, 이르면 50대에도 보청기가 필요할 만큼 빠르게 난청이 진행된다. 일찍이 발병한 난청을 방치해둔 채 보청기를 사용하지 않고 생활하면 뇌가 받아들이는 정보량이 줄어들어 결국 우울증이나 치매로 이어진다.

혈압약은 꼭 챙겨 먹자

나는 정년 후에도 비상근 형식으로 몇몇 병원에서 진료를 하고 대학에서 강의도 하지만 현직일 때 비해 일하는 시간이 엄청나게 줄어들었다. 나머지 여가 시간은 요리, 골프, 수영을 배우는 데 쓴다. 이러한 시간 활용으로 운동량도 늘리고 사회적 고립도 방지하면서 우울증까지 막을 수 있으리라 생각한다.

40~50대부터는 고혈압과 비만에 대한 대비책도 세워야 한다. 나는 이전부터 혈압이 높아 50대부터 혈압약을 먹고 있다. 혈압이 높은 사람은 우선 염분 섭취를 줄이고 운동을 해서 혈압을 낮춰야 하지만, 그래도 힘들 때는 혈압약을 먹어야 한다. 수많은 혈압약 중 ARB^{안지오텐신II수용체길항약}라는 약이 치매 위험을 가장 많이 낮춰준다는 연구 보고(일본신경학회 치매 가이드라인 2017)가 있어 나도 이 약을 먹는다. 규칙적인 혈압약 복용이 귀찮을 수도 있는데, 고혈압을 치료하고 그에 따른 치매 위험을 줄이려면 약으로 혈압을 떨어뜨려야 한다.

비만에 대한 대비책은 어떻게 세울까? 사람마다 체형이 다른 만큼 적정 체중도 제각각이니, 줄이고자 하는 목표 체중을 자신의 30대 무렵 몸무게로 설정한다. 나는 일이 바쁘기도 해서 가끔 조깅을 하거나 골프 치는 것을 제외하고는 정기적으로 운동을 하지 않았다. 그래서인지 60대 중반인 지금 30대 무렵과 비교하면 10kg 정도 체중이 늘었다. 그렇다고 단기간에 10kg을 감량하면 몸이 받아들이기 힘드니 일단 5kg 감량이 목표다.

중년기에는 성인병 대책을 확실히 세우자

건강검진에서 고혈압, 비만 등 성인병 진단을 받았다면 과식과 과음에 유의하자. 이런 진단은 머지않아 고스란히 치매 요인이 된다. 중년기에 성인병을 극복하는 것은 치매 예방에 도움이 된다. 성인병 극복 방법 중 하나인 식단 조절을 살펴보자. 하루 세 끼 식사는 건강에 큰 영향을 미친다. 혈압이 높다면 염분을 지나치게 섭취하지 않아야 한다. 맵고 짠 음식을 좋아해 고혈압 진단을 받았다면 식단을 재점검해보자. 나도 염분 섭취에 주의하고 있다.

40~50대의 비만은 고혈압이나 당뇨, 이상지질혈증(몸에 좋지 않은 콜레스테롤 수치가 증가하거나 몸에 좋은 콜레스테롤 수치가 감소한 비정상 상태—편집자)으로 이어질 위험이 높다. 살이 찐 사람은 식사량을 제한해 체중을 조절하려고 노력해야 한다. 하지만 다이어트가 항상 필요한 것은 아니다. 특히 60대 중반을 넘으면 식단에 관한 사고방식을 바꿔야 한다. 다이어트를 위한 식단보다도 균형 잡힌 식단을 짜야 건강을 유지할 수 있다. 보통 살이 찔까 봐 기름진 음식을 피하거나 나이를 먹으면서 점점 신체 활동이 줄어드니 밥 대신 채소를 주식으로 불균형한 식단을 구성하는 경우가 많다. 하지만 이런 식단이

야말로 노화의 속도를 늦추는 데 도움이 되기는커녕 오히려
치매 위험을 높인다.

60대 중반부터는 의식적으로 단백질을 섭취하자

나는 40~50대부터 성인병을 예방하려는 생각으로 식단을
조절했다. 친목 모임이나 회식 때문에 의도치 않게 과식했을
때는 다음 날 식사량을 줄이는 식이었다. 60대 중반인 지금
은 식사할 때 두 가지 규칙을 꼭 지키려고 한다. 첫째, 의식적
으로 단백질이 풍부한 음식을 먹으려고 애쓴다. 둘째, 다양
한 식품으로 구성된 식단을 짜려고 노력한다.

단백질은 우리 몸의 장기와 근육과 피부를 만드는 데 필요
한 중요한 영양소다. 단백질이 부족하면 근육량이 줄어 근력
이 감소한다. 이 상태를 '근감소증 사코페니아, sarcopenia'이라고 하
는데, 아무 대처도 하지 않으면 마침내 허약 상태가 되고 몸
을 지탱하는 하반신 근육이 약해져 넘어지기 쉽다. 고령자는
넘어지기만 해도 골절 상태가 되거나 오랫동안 자리에 꼼짝
않고 누워만 있어야 할지도 모른다. 걷지 못하면 치매 위험
은 한층 심각해진다.

치매 전문의도 실천하는 치매 예방법

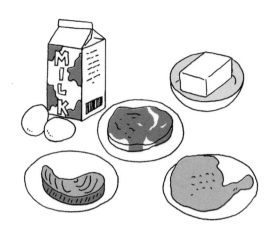

60대 중반이 지났다면 단백질을 제대로 섭취하자.
가능한 한 다양한 식품에서 섭취하는 것이 좋다.

　근감소증을 예방하려면 다양한 식품을 통해 단백질을 섭취해야 한다. 육류와 생선, 우유와 유제품, 달걀, 청국장, 콩류가 단백질을 많이 함유하고 있다. 나이가 들면 육류 섭취를 줄여야 한다고 생각할 수 있는데, 근감소증을 예방한다는 이유에서라도 육류를 충분히 섭취해야 한다. 나는 일주일에 두어 번 정도 고기를 먹는다.

　다양한 식단도 중요하다. 다양한 영양소를 섭취한 사람이 그렇지 않은 사람보다 치매에 잘 걸리지 않는다는 연구 보고도 있다. 이것은 내가 오랫동안 근무했던 국립장수의료센터의 연구 결과다. 이러한 결과를 참고해 나도 콩류, 우유, 채소, 해조류, 등 푸른 생선을 골고루 먹고 있다.

치매 예방에는 카레와 감귤이 좋다

치매 예방에 도움을 주는 식품은 어떤 것이 있을까? 카레를 가장 먼저 꼽을 수 있다. 카레에 치매 예방 효과가 있다는 연구 보고도 여럿 있다. 실제로 나는 일주일에 두세 번 정도 카레를 먹는다. 카레의 재료 중 치매 예방에 효과적인 것은 강황이다. 향신료인 강황에는 폴리페놀의 일종인 쿠르쿠민이 들어 있다. 이 성분이 알츠하이머병 예방에 도움을 준다. 치매 예방 효과를 기대할 수 있는 또 다른 식품은 감귤류다. 감귤은 쿠르쿠민처럼 알츠하이머병 예방을 돕는 노빌레틴이라는 성분을 많이 함유하고 있다.

여기서는 대표적으로 카레와 감귤을 소개했지만, 아무리 좋다고 해도 이 두 식품만 계속 먹으면 영양소의 균형이 파괴되어 다른 병에 걸릴 수 있다. 치매를 예방하려면 건강에 좋다는 한두 가지 식품만 많이 먹기보다는 여러 종류의 식품을 골고루 섭취하는 것이 중요하다. 건강을 유지하려면 균형 잡힌 식단을 짜야 한다. 여러 가지 식재료를 활용한 요리에 카레와 감귤류처럼 치매 예방 효과를 기대할 수 있는 식품을 추가해 식단을 짜는 것이 현명하다.

03

치매 걱정 없이
건강하게 오래 살려면

알츠하이머병은 40대부터 시작된다

현재 일본인 남성의 평균수명은 81세이고 여성은 87세
이다(한국인의 평균수명은 2019년 기준 남성은 80.3세, 여성은 86.3세이
다—편집자). 나의 소원은 적어도 남성 평균수명인 81세까지
건강하게 사는 것이다. 아프지 않고 건강하게 살다가 고통
없이 생을 마감하는 것이 가장 이상적이다. 사실 누구나 평
안하게 죽음을 맞이하고 싶어 한다. 그러려면 반드시 건강을
유지하면서 치매 예방책을 마련해야 한다. 의학 전문지『랜
싯』에서는 40~50대의 고혈압과 비만을 알츠하이머병의 위
험 요인으로 포함했다. 중년기에 개인의 노력으로 이 위험

요인을 거뜬히 제거할 수 있다고 한다. 따라서 중년기부터 치매 예방책을 마련해야 한다.

알츠하이머병은 전체 치매 중 가장 많은 70%를 차지한다. 따라서 이 유형의 치매 예방이 무엇보다 중요하다. 치매는 알츠하이머병이라는 뇌질환에 의해 빈번하게 발생한다. 알츠하이머병은 뇌 속 베타 아밀로이드라는 단백질의 축적이 신경세포뉴런, neuron 파괴로 이어지면서 생기는 병이다. 이 단백질은 40대 후반부터 쌓인다. 베타 아밀로이드의 축적이 증상으로 곧바로 드러나지는 않는다. 단백질의 비정상적 축적이 치매로 나타나기까지는 20~30년 정도 걸린다.

사람마다 다르지만 80세에 나타나기 시작하는 치매 증상은 40~50대부터 서서히 알츠하이머병이 진행된 결과다. 그러므로 40~50대일지라도 아직 젊다고 생각하지 말고 단백질이 뇌 속에 비정상적으로 쌓이는 것을 억제하기 위한 생활 습관을 들여야 한다. 꾸준히 철저하게 관리하면 치매에 걸리지 않고 건강하게 살 수 있다. 뇌에 단백질이 축적되었다고 해서 무조건 치매에 걸리는 것은 아니기 때문이다.

코로나19로 심각해진 고령자 1인 가구의 위험성

독자 중에는 노후 걱정이 시작된 내 나이 또래의 사람도 있을 것이고 부모님 세대의 치매가 걱정인 사람도 있을 것이다. 코로나19 감염 위험 때문에 최근 들어 집에서 꼼짝 못 하고 있거나 멀리 있는 가족과 만나지 못하는 상황이 계속되고 있다. 치매 위험에 노출될 수 있는 상황이다. 나이 든 상태에서 사회와의 유대가 끊기면 단번에 치매 위험도가 높아진다. 왜 그럴까? 우울과 고립 때문이다. TV에는 하루 종일 코로나19와 관련된 어두운 뉴스 내용이 방송된다. 이 전염병으로 주로 70~80대 고령자가 목숨을 잃어 마음 놓고 외출할 수도 없다. 집에만 있으니 기분이 가라앉고 우울해져 점점 치매 위험이 커진다.

사람들과 대화를 나누면 뇌의 신경세포 간 교류를 활성화할 수 있다. 특히 언어를 관장하는 전전두엽의 활동이 활발해진다. 전전두엽은 기억, 학습, 의사소통과 같은 고차원적 기능을 담당한다. 이곳의 활동 영역이 축소되면 치매를 앓을 수도 있다. 집에서 대화할 상대도 없이 혼자 있으면 전전두엽의 활동이 둔해진다. 가족과 떨어져 사는 처지라면 두뇌 활동 침체가 우려되므로 매일 전화 통화라도 해야 한다.

치매 예방의 핵심은 식사와 운동, 사회 활동이다. 코로나 19 사태는 정신 건강을 위한 핵심 활동 중 사회 활동이 얼마나 중요한지 잘 보여준다. 1인 고령 가구가 늘고 전염병으로 건강의 위기에 처하기 쉬운 지금, 노인 인구의 치매를 예방하기 위해서는 사회 전반적 구조를 개혁하고 보건 의료 분야를 지원해야 한다.

정년 후에는 밖으로 나가자

정년퇴직은 사회 활동에 대해 다시 생각하게 한다. 이제껏 회사에서 사회 활동에 많은 시간을 쏟아왔지만 퇴직하면 그 시간이 모두 사라져버리는 셈이다. 회사와 일이 인간관계의 전부였던 사람이 일에서 손을 떼면 하루에 말 한마디 할 기회조차 없어진다. 실제로 고령자 1인 가구 중 며칠씩 대화하지 않는 사람도 있다. 체력 저하나 병 때문에 꼼짝 못 하고 집에 들어앉은 경우가 대표적이다. 지금까지 운동과는 담을 쌓고 살아 체력에 자신 없는 사람은 특히 주의해야 한다.

1인 가구가 아니라면 상황이 나을지도 모른다고 생각하겠지만 꼭 그렇지도 않다. 지금은 남녀가 똑같이 일하는 게 당연한 시대지만, 현재 정년퇴직 시점에 있는 60대의 상황은 다를 수 있다. 여전히 남편이 밖에서 일하고 아내는 전업주부인 가정이 많기 때문이다. 퇴직 전 집안일을 전적으로 아내에게 맡기고 이웃과 사귀는 데도 무관심했던 남성이 퇴직 후 새로운 사회 활동을 하지 않고 집에서 넋 놓고 텔레비전만 보면 문제가 된다.

퇴직한 사람이라면 새로운 취미와 공부에 적극적으로 도전해보자. 기분도 전환할 겸 간단하게 외출하는 것도 좋으니 어떻게든 집 밖에서 활동을 해야 한다. 아내도 그런 남편의 활동을 적극적으로 지원해줄 수 있다. 영어 회화 학원이나 음악 교실 등에 다니면 물론 돈이 들겠지만 치매 예방이라고 생각하면 나쁘지 않은 투자다.

정년퇴직 시점에 있는 60대 부부 중 아내는 비교적 이웃과 사귀는 데 익숙하고 문화센터에 다니면서 인간관계를 쌓을 기회가 많았을 수도 있다. 하지만 여성의 경우 체력 저하나 병으로 꼼짝 못 하고 집에 들어앉는 사람도 있다. 특히 지금까지 평소 운동을 거의 하지 않았다면 더 위험하다. 예를 들어, 87세인 나의 어머니도 예전에는 종종 수영이나 음악 교실 같은 취미 모임에 적극적으로 참여했다. 하지만 지금은 몸이 예전 같지 않고 다리도 아프다며 취미 모임도 끊고 산책 시간마저 줄였다. 아마 비슷한 처지인 사람이 많을 것이다. 다리가 아프면 정형외과에서 적절한 치료를 받고 나서 조금이라도 몸을 움직여 걸어보자. 아프다고 꼼짝 않고 있으면 다리 근육이 쇠퇴해 허약 상태가 되고, 결국 치매 위험이 커진다.

요리와 마작에 도전해보자

나는 새로운 분야에 도전해보고자 요리 학원에 다니기로 했다. 한번은 이탈리아식으로 전채 요리부터 메인 요리 그리고 디저트까지 만든 적이 있다. 몸에 좋은 올리브와 다양한 식재료를 사용하는 지중해식 이탈리아 요리는 성인병을 예방하고 치매 위험을 낮추는 효과까지 있어 관심이 쏠렸다. 학원에서는 지금까지 직장에서 공적으로 만나던 사람들과는 다른 유형의 사람들도 만날 수 있다. 새로운 만남 자체가 신선한 자극이 된다. 예를 들어, 완성한 요리의 사진을 SNS에 업로드하면 "좋아요!" 등의 댓글이 달리는데 댓글을 주고받는 것도 일종의 사회적 관계 맺기다.

나는 요리뿐만 아니라 마작(네 사람이 글씨와 숫자가 새겨진

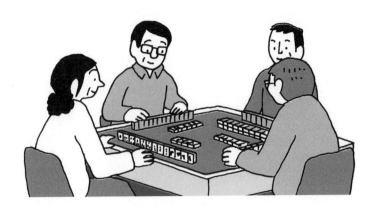

마작은 뇌를 활성화하는 데 좋은 게임이다.

136개의 패를 가지고 짝을 맞추는 게임—편집자)도 본격적으로 배워
볼 참이다. 한 달에 한 번 프로 마작 공부를 해볼까 한다. 마
작이라는 게임은 배열을 익히고, 다른 사람의 수를 추리하
고, 점수도 계산해야 한다. 이 게임에서는 상황 판단력이 중
요해 참가자들은 두뇌를 골고루 사용해야 한다. 이런 두뇌
활동은 치매 예방에 좋다. 특히 넷이서 게임을 진행한다는
점이 마작의 장점이다. 얼굴을 맞대고 왁자지껄 소통하면서
즐기는 행위 자체가 하나의 사회 활동이다. 마찬가지로 오델
로(보드게임의 일종—편집자), 장기, 바둑과 같은 게임도 사고력
과 집중력이 필요해 뇌를 활성화시킨다.

카페에서 아침을 먹는 것도 사회 활동이다

퇴직한 60대 남성 중에는 스스로 사회성이 부족하다고 생각하는 사람이 꽤 있다. 이들에게는 요리 교실의 문턱이 높게만 느껴질 것이다. 물론 요리 수업을 듣는 것이 스트레스라면 굳이 학원에 다닐 필요는 없다. 사회 활동은 거창한 것이 아니다. 단골 카페에서 매일 주인과 얼굴을 마주하고 이야기를 나눠도 좋다. 요즘에는 브런치가 나오는 카페가 많다. 그곳에서 아침을 몇 번 먹으면 단골 손님들의 얼굴이 익숙해진다. 이처럼 100점 만점에 60점 정도의 활동이어도 괜찮다.

새로운 사람과 교류하는 것이 내키지 않는다면 가끔 옛 친구를 만나보자. 총무 역할을 자청해 모두에게 연락하고 모임을 주선하는 것도 훌륭한 사회 활동이다. 나이가 들어 친구와 만나 옛이야기를 나누는 것도 치매 예방에 효과적이라는 연구가 있다. 옛 기억이 뇌의 전전두엽을 활성화하기 때문이다. 여행을 떠나는 것도 추천한다. 색다른 체험이 뇌를 자극한다. 가능하면 온천 순례든 역사 탐방이든 직접 주제를 정해 주체적으로 계획을 짜보자. 돌아와서 여행지에서 보고 들은 것을 누군가에게 이야기하는 것만으로도 뇌의 전전두엽 활동이 활발해진다. 사람들에게 여행 다녀온 이야기를 나누면서 사회와 연결될 수 있다.

지금까지 치매 예방을 위한 사회 활동에 관해 이야기했다. 사회 활동은 건강한 인생을 살 수 있게 하고 삶을 풍요롭게 한다. '100세 시대'라 하지만 단순히 오래 사는 것만으로는 부족하다. 누구든 되도록 돌봄이나 지원 없이 건강하게 살아가기를 바란다. 마지막까지 풍요로운 인생을 살고 싶다면 지금부터라도 자신에게 맞는 다양한 활동을 찾아보자.

치매 전문의도 실천하는 치매 예방법

2장

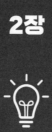

치매는 어디까지
예방할 수 있을까?

01 치매 예방은
어릴 때부터

미국과 유럽에서는 치매인이 줄고 있다

지금 일본의 치매인 수는 해마다 늘고 있다. 치매에 취약한 고령 인구가 증가했으니 치매인 수가 늘어나는 것은 어쩌면 당연한 결과인지도 모른다. 일본 내각부가 발표한 「고령사회백서」에서는 2012년 65세 이상인 치매인 수가 462만 명이었던 데 비해, 2025년에는 약 700만 명이 되어 5명 중 1명꼴로 치매에 걸릴 것이라고 예상했다(한국의 중앙치매센터에 따르면, 한국에서는 2018년 65세 이상 노인 인구 약 730만 명 중 약 75만 명이 치매를 앓고 있고, 2024년에는 100만 명이 치매를 앓을 것으로 추정한다—편집자).

65세 이상 치매 환자의 추정 인구수와 추정 유병률

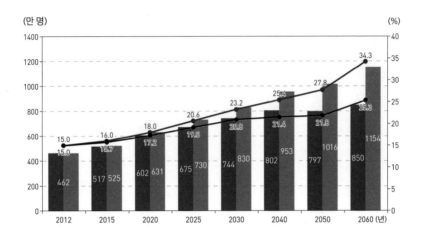

(만 명) (%)

- 각 연령의 치매 유병률이 일정한 경우(인구수)
- 각 연령의 치매 유병률이 상승한 경우(인구수)
- 각 연령의 치매 유병률이 일정한 경우(비율)
- 각 연령의 치매 유병률이 상승한 경우(비율)

(출처: 일본 내각부 「고령사회백서」 2017년 판)

　　일본의 치매인 증가 추세를 뒤엎는 연구 결과가 최근 미국과 유럽에서 연달아 발표되었다. 2017년 1월 미국 미시간대학 연구팀의 연구 결과에 따르면, 미국의 65세 이상 노인 치매 유병률이 2000년 11.6%에서 2012년 8.6%로 낮아졌다.

치매 전문의도 실천하는 치매 예방법

12년 동안 2%가 넘게 감소한 의미 있는 수치 변화다. 미국뿐 아니라 영국, 네덜란드도 유사한 연구 결과를 보고했다. 물론 서구에서도 일본과 마찬가지로 인구 고령화가 진행 중이다. 그럼에도 치매 유병률이 감소한 이유는 무엇일까?

미국과 유럽의 연구 결과를 상세히 분석한 결과, 치매 예방이 가능하다는 사실이 밝혀졌다. 치매는 예방할 수 없는 병이라는 인식을 뒤엎는 획기적인 발견이다. 지금까지 잘 알려지지 않은 사실이 드러나는 순간이었다. 바로 여기에 치매에 대한 인식을 개선할 열쇠가 있다.

아홉 가지 위험 요인을 피해 치매를 예방한다

나이가 들수록 치매 위험이 높아진다는 사실은 누구나 알고 있다. 치매는 유전적 요인 때문에 발병하는 경우도 있다. 그래서 치매를 피할 수 없는 운명으로 받아들여야 한다고 생각하기도 한다. 그러나 치매는 결코 피할 수 없는 질환이 아니다. 최근 연구에 따르면, 생활 습관을 개선해 치매 발병 확률을 충분히 줄일 수 있다.

『랜싯』에서 결성한 국제위원회는 위험 요인을 가진 사람

개선할 수 있는 치매의 아홉 가지 위험 요인

위험 요인	상대 위험	인구 기여 비율
소아기		
교육 조기 중단 (11~12세까지 교육 종료)	1.6배	8%
중년기(45~65세)		
고혈압	1.6배	2%
비만	1.6배	1%
난청(청력 저하)	1.9배	9%
노년기(65세 이상)		
흡연	1.6배	5%
우울증	1.9배	4%
운동 부족	1.4배	3%
사회적 고립	1.6배	2%
당뇨병	1.5배	1%

(출처: Lancet 2017; 390: 2673-2734)

이 위험 요인이 없는 사람에 비해 얼마나 치매에 걸리기 쉬운지 예측했다. 위험 요인이 사라졌을 때 사회 전체에서 치매 유병률을 얼마나 줄일 수 있는지도 추정했다. 이 두 가지 예측 기준을 각각 '상대 위험'과 '인구 기여 비율'이라고 한다. 위원회가 예상한 결과를 바탕으로 우리는 아홉 가지 위험 요인을 피하는 것이 치매를 예방하는 최고의 방법이라는 결론을 내릴 수 있다.

의무교육이 치매 발병을 좌우한다

아홉 가지 치매 위험 요인은 나이대별로 소아기, 중년기 (45~65세), 노년기(65세 이상)로 나뉜다. 나는 그중에서도 교육을 조기 중단한 저학력자의 치매 발병 확률이 높다는 사실에 주목한다. 학력이 낮으면 치매 위험이 1.6배나 높아지고 저학력 문제만 해결해도 치매인은 전체에서 8%나 줄어든다. 치매는 나이 든 사람만 앓는 병이라는 생각 때문에 이 병을 어린 시절과 연관 짓기 쉽지 않지만, 사실 어린 시절의 교육 상태도 발병 확률에 영향을 미친다.

반대로 학력이 높은 경우 치매 위험이 줄어들 수 있다. 사실 연구자들은 유럽과 미국의 치매인 감소 추세가 학력이 높아졌기 때문에 나타난 현상이라고 지적한다. 지금은 과거에 비해 고령자의 학력이 높아졌으므로 치매인도 줄어들었다는 것이다. 『랜싯』의 조사에서는 11~12세까지만 교육을 받은

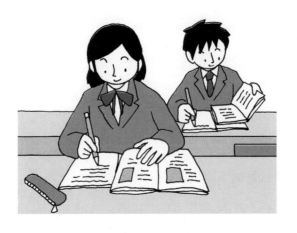

치매 예방은 어릴 때부터.
어린 시절의 공부가 나중에 도움이 된다.

상태를 저학력으로 규정하므로 초등학교 졸업 후 바로 사회
생활을 시작한 사람이 해당된다.

지금은 그럴 일이 거의 없지만 예전에는 저학력자가 많았
다. 초등교육을 마치면 12세가 되는데, 그때 중학교에 진학
하지 않고 학업을 중단했다면 저학력에 해당한다. 현재 고령
자가 유년기를 보냈던 시기는 시대적으로 경제 상황이 어려
워 초등학교까지만 다니는 경우가 많았다. 이는 고령자의 전
체적인 치매 발병률이 높은 이유가 저학력이라는 주장의 근
거가 된다. 하지만 지금은 많은 사람이 고등학교에 진학하고

치매 전문의도 실천하는 치매 예방법

대학에 가는 사람도 증가하고 있다. 앞서 일본 내각부의 「고령사회백서」는 일본의 65세 이상 치매인 수가 2025년에는 약 700만 명이 될 것으로 추정했는데, 지금과 같은 추세로 고령자의 학력이 높아지면 서구처럼 치매 발병률이 감소할지도 모른다.

치매 예방은 어릴 때부터

현재는 중학교까지 의무교육이고 대학 진학률이 높으므로 기본적으로 11~12세까지만 교육을 받는 상황은 거의 없다. 치매를 예방하기 위해 오랜 기간 공부하는 것이 좋다. 아이가 공부에 재미를 붙이지 못하더라도 부모는 고등학교나 직업학교에 다니도록 격려해 학습 기회를 마련해줘야 한다. 교육의 관점에서 치매 예방은 어릴 때부터 시작된다. 부모가 아이들에게 제공할 수 있는 가장 소중한 선물은 훌륭한 교육 여건이다.

그렇다면 왜 어린 시절 공부를 조기 중단하면 치매에 걸릴 확률이 높을까? 다름 아니라 평소 두뇌 사용 습관이 중요하기 때문이다. 유아기, 아동기, 청소년기에 공부를 오랜 시간 많이 하던 사람에게는 끊임없이 학습하려는 습관이 있어 인지 예비능코그니티브 리저브, Cognitive Reserve이라는 뇌의 능력이 발달한다.

뇌의 네트워크를 단련한다

인지 예비능은 '뇌의 예비 능력'으로 풀어 설명할 수 있다. 뇌에 지적 능력이 얼마만큼 축적되어 있는지에 관한 추상적 개념으로, 뇌를 활용하면 활용할수록 인지 예비능이 발달한다. 물리적인 뇌의 크기나 무게와는 상관없고 뇌세포가 밀집된 정도와 관련 있다.

약 2,000억 개의 신경세포(뇌세포)가 뇌를 구성하는데, 신경세포 수는 아기 때부터 거의 증가하지 않는다. 신경세포의 수가 늘지 않는데도 인간이 갓 태어날 때부터 나이를 먹어가면서 차근차근 지적 능력이 발달하는 것은, 신경세포끼리 자극을 주고받으며 네트워크를 통해 방대한 정보를 전달하기 때문이다. 신경세포는 그 수보다 네트워크가 훨씬 중요하다. 뇌세포 네트워크의 밀도가 높다면 이른바 뇌가 건강한 사람이다.

인지 예비능이 있으면 치매에 걸리지 않는다

사람이 성장하면서 신경세포 수가 크게 증가하지 않아도 공부를 하면 세포들은 네트워크를 다양하게 형성한다. 인지 예비능이 발달한 상태다. 인지 예비능이 발달하면 특정 네트워크가 끊기더라도 다른 회로를 거쳐 똑같은 일을 할 수 있다. 백업(만일을 대비해 다른 곳에 복구 사항을 마련해놓는 것—편집자) 회로를 여러 군데 만들어놓는 것과 같다. 치매 전조 증상 때문에 뇌에 이상이 생겨 특정 영역을 사용할 수 없더라도 백업 회로가 있다면 치매 발병까지는 가지 않는다. 물론 학력이 높은 사람이 모두 활발한 두뇌를 가진 것은 아니지만 상관관계가 아예 없지는 않다.

인지 예비능을 늘리려면 무엇보다 두뇌를 골고루 활용하는 활동을 해야 한다. 특히 청소년기에 뇌세포 네트워크를 가장 많이 늘릴 수 있으므로 젊은 시절의 공부는 꼭 필요하다. 의외로 수험 공부가 중요한데, 뇌를 사용하는 습관을 익혀 사고력을 키우는 훈련을 할 수 있기 때문이다. 익힌 내용을 얼마나 많이 기억하는지는 중요하지 않다. 젊을 때 제대로 공부 습관을 들여놓으면 중장년이 되었을 때도 두뇌는 그 습관을 기억한다.

노후에도 공부를 게을리하지 말자

그저 남이 시키는 대로만 행동하고 같은 일만 반복한다고 해서 뇌세포 네트워크가 확장되지는 않는다. 이미 만들어져 있는 뇌세포 간 경로를 똑같은 자극이 지나쳐갈 뿐이다. 스스로 생각해보려고 애쓰거나 색다른 도전을 하면 비로소 새 네트워크가 생긴다. 특히 생각을 많이 하는 두뇌 사용법이 중요하다. 단순한 기억력뿐만 아니라 매사를 깊이 있게 사고하는 힘이 네트워크를 늘린다.

의무교육을 모두 완수하고 학력이 충분히 높다고 마냥 안심하고 있어서는 안 된다. 뇌의 신경세포는 손발의 근육과 마찬가지로 꾸준히 사용하지 않으면 제 기능을 다하지 못하는 '불사용위축'이라는 성질이 있다. 학생 시절에 아무리 공부를 잘했어도 계속 생각하는 습관 없이 지내면 나이가 들면서 인지 예비능이 감소한다.

퇴직 후 아무것도 하지 않고 빈둥거리면 인지 예비능이 감소해 치매에 걸릴 위험이 커진다. 치매 예방이라는 관점에서 본다면 정년을 연장하려는 시도는 바람직하다. 꼭 일을 하지 않더라도 대학이나 대학원의 사회인 대상 평생교육원에 다니며 인지 예비능을 늘리기 바란다.

치매 전문의도 실천하는 치매 예방법

교장 선생님은
치매에 걸리기 쉽다?

교장 선생님은 왜 치매 위험성이 높을까?

치매와 관련해 의료 관계자 사이에는 이런 속설이 전해진다. "교장 선생님은 퇴직 후 치매에 걸리기 쉽다."

물론 과학적 근거는 없다. 청소년기 의무교육에 더해 학업을 이어간 경우 치매에 잘 걸리지 않는다고 해놓고 교장 선생님이 치매에 걸리기 쉽다고 말한다면 앞뒤가 안 맞다. 그렇다면 이 속설이 왜 생겨났는지 자세히 살펴보자.

확실하고 구체적인 연구 데이터는 없지만, 의료 관계자들이 그렇게 말하는 것은 교장 선생님의 퇴직 후 생활 방식 때문이다. 회사나 병원에서 일했다면 퇴직 후 재취업이 가능하고, 학자로서 연구에 매진했다면 나이와 상관없이 좋아하는 학문에 몰두할 수도 있다. 하지만 교장 선생님은 퇴직하면 새로운 직장에서 일할 기회가 쉽게 주어지지 않는다. 게다가 재직 중에는 막중한 책임감 때문에 늘 신경이 곤두서 있어 정년을 맞고 나면 한가로이 쉬고 싶어 하는 경우가 많다. 그래서 전직이 교장 선생님이었던 사람 중 정년 후 새로운 세계로 뛰어드는 이는 많지 않다.

퇴직 후 어떻게 지내느냐가 치매 위험을 좌우한다

퇴직 후 여유롭게 지내고 싶은 노년의 교장 선생님은 아홉 가지 치매 위험 요인 중 우울, 운동 부족, 사회적 고립이라는 세 가지 요인에 노출될 수 있다. 일을 그만두고 사회와 단절된 상태가 되면 고학력인 사람도 운동 부족이나 사회적 고립 때문에 경우에 따라 우울증으로 이어질 수밖에 없다. 운동 부족이 당뇨병으로 이어질 수도 있다. 당뇨병도 치매 위험을 높인다. 교장 선생님이 퇴직 후 치매에 걸리기 쉽다는 속설은 이런 위험 요인과 관련 있지 않을까? 따라서 퇴직 후 재취업은 효과적인 치매 예방책이 될 수 있다.

알츠하이머병이 반드시 치매가 되는 것은 아니다

치매에는 몇 가지 유형이 있는데, 그중 알츠하이머형 치매는 전체 발병 유형의 70%를 차지한다. 그래서인지 보통 많은 사람이 알츠하이머형 치매를 염려한다.

예전에는 64세 이하인 사람에게 발병하면 알츠하이머병이라 부르고 65세 이상 고령자에게 발병하면 알츠하이머형 치매라고 불렀다. 그러나 현재는 나이와 상관없이 알츠하이머병이 치매로 진행되면 알츠하이머형 치매라 부르고 치매로 진행되지 않으면 그 상태를 알츠하이머병이라고 한다. 치매 발병과 상관없이 뇌에 베타 아밀로이드가 축적되어 있으면 알츠하이머병으로 진단한다. 다시 말해, 알츠하이머병에 걸렸다고 곧바로 치매가 되는 것은 아니다.

베타 아밀로이드는 오랜 시간에 걸쳐 조금씩 뇌에 쌓인다. 그리고 서서히 신경세포가 파괴되어 20~30년이 지나서야 치매로 나타난다. 그림을 보면 베타 아밀로이드는 일반적으로 50대 무렵부터 축적된다. 당시에는 아무런 증상도 나타나지 않지만, 베타 아밀로이드의 축적으로 신경세포가 파괴되기 시작하면 치매 직전 상태인 경도인지장애MCI가 된다. 경도인지장애 상태는 아직 뇌의 해마 주변에만 병변이 일어난 상태

베타 아밀로이드의 축적에서 치매 발병까지

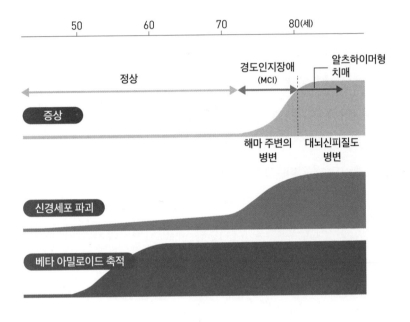

다. 이것이 대뇌신피질(대뇌의 표면을 구성하는 부분을 대뇌피질이라 한다. 신피질은 대뇌피질의 한 종류다—편집자)까지 퍼지면 알츠하이머형 치매가 된다.

베타 아밀로이드가 얼마나 쌓여야 치매가 발병하는지는 개인마다 다르다. 게다가 최근 알츠하이머병 상태라도 생활 습관이나 건강 상태에 유의하면 충분히 치매 발병을 늦출 수 있다는 사실이 밝혀졌다. 따라서 베타 아밀로이드가 뇌에 쌓여 있다고 해서 무조건 알츠하이머형 치매에 걸렸다고 판단할 수는 없다.

수녀를 대상으로 실시한 연구로 알게 된 사실

알츠하이머병의 진행과 치매 발병의 관계에 관한 흥미로운 연구가 하나 있다. 1991년부터 해마다 미국에 사는 수녀 678명(75~102세)의 인지 기능을 조사한 연구인데 '넌 스터디Nun study'라는 이름으로 유명하다. 이 연구에 따르면, 사망한 수녀의 시신을 부검한 결과가 충격적이었다. 살아 있을 때 뇌에 베타 아밀로이드가 상당히 축적되었음에도 치매로 진행되지 않은 사람이 8%나 되었기 때문이다.

수녀의 일과는 대부분 사회 활동에 참여하는 시간으로 구성된다. 이렇듯 치매가 발병할 만한 단계에 이르러도 건전한 생활 습관을 유지한다면 발병 위험을 어느 정도 제거할 수 있다. 이 연구에서 동맥경화(혈관 안쪽에 지방이 쌓여 혈관이 좁아지고 굳어져 막히는 병—편집자)의 유무도 치매 발병을 좌우하는 중요한 사항이었다. 동맥경화는 치매 위험을 높이는 성인병 및

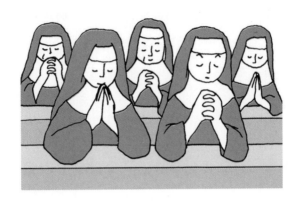

수녀를 대상으로 한 조사로 치매 예방 상식이 바뀌었다.

뇌혈관 질환과 밀접한 관련이 있기 때문이다. 동맥경화라는 지병이 있으면 알츠하이머형 치매뿐만 아니라, 뇌경색이나 뇌출혈이 원인인 혈관성 치매에 걸릴 가능성이 높아진다는 사실을 유념해야 한다.

퇴직한 교장 선생님도 치매에 걸리지 않는 이유

수녀의 치매 발병에 관한 연구는 생활 습관 관리의 중요성을 잘 보여준다. 나는 한 환자를 진료하면서 이 점을 실감했다. 자꾸 깜빡깜빡해서 걱정이라며 병원을 찾은 80대 남성의 이야기다. 그의 전 직업은 교장 선생님이었다. 인지 능력 테스트를 해봤더니 치매 일보 직전인 경도인지장애로 판명 났다. 나는 그에게 규칙적인 생활을 하라고 충고해주었다. 하루도 빠트리지 말고 운동하고 사회 활동에도 적극적으로 참여하라고 했다. 그랬더니 3년이 지나도 치매로 악화되지 않고 경도인지장애에 머물렀다. 독서 모임에 참여하는 등 사람들과 유대 관계를 맺은 노력의 결실이었다.

단순한 건망증과 치매 고위험군의 갈림길

치매 일보 직전의 경도인지장애란?

사람이 대략 80세에서 100세까지 산다고 가정하면 인생의 절반을 지났을 때는 40~50대 정도의 나이일 것이다. 바로이때, 인생의 중반을 지나 50~60대에 접어들면 건망증을 걱정한다. 다른 사람의 이름이 생각나지 않거나 뭔가를 하려고일어선 순간 뭘 하려고 일어났는지 잊어버렸던 경험은 누구에게나 있을 것이다. 그러나 어쩌다 깜빡하는 정도를 넘어섰다면 치매 증상이 아닌지 의심이 든다.

결론부터 말하면, 이런 종류의 건망증은 치매가 아니다. 건망증은 어떤 일의 일부를 잊는 것인데 치매는 어떤 일 자체를 잊어버리는 것이다. 이를테면, 오늘 아침에 무엇을 먹었는지 생각나지 않는 것은 건망증이고 식사한 자체를 잊어버리는 것은 치매다. 이전에는 건망증 정도로는 걱정하지 않았다. 모두들 건망증은 심각하지 않은 병이라는 생각을 당연하게 받아들였기 때문이다. 진단을 내리는 의사도 건망증과 치매를 판별하는 간단한 검사를 했을 때 환자가 건망증이 있더라도 치매와 관련해 이상이 없다는 결과가 나오면 병원에 오지 않아도 괜찮다고 말하곤 했다.

경도인지장애의 특징

- 기억장애가 일어나고 있음을 본인과 가족이 인정한다.
- 일상생활에서 정상적인 행동을 한다.
- 전반적인 인지 기능은 정상이다.
- 나이나 교육 수준의 영향만으로는 설명할 수 없는 기억장애가 존재한다.
- 치매가 아니다.

(출처: Arch Neurol. 2001;58(12):1985-92.)

하지만 최근 치매 전 단계로 경도인지장애라는 상태가 존재한다는 사실이 밝혀졌다. 경도인지장애와 치매의 가장 큰 차이는, 돌봄이 필요한지 여부에서 드러난다. 경도인지장애는 치매와 달리, 본인이나 가족이 건망증을 인지하고 있으나 일상생활에는 지장이 없어 돌봄 서비스가 필요하지 않다. 운전도 할 수 있고 요리도 할 수 있다. 언뜻 봐서는 치매와 구분하기 힘들다고 느낄 수도 있지만 경도인지장애는 위와 같은 특징이 있다.

우리는 네 번째 항목에 주목해야 한다. "나이나 교육 수준의 영향만으로는 설명할 수 없는 기억장애가 존재한다." 즉, 단순한 노화의 과정일 수도 있는 건망증(기억장애) 증상만 있다면 경도인지장애라는 진단을 내릴 수 없다. 나이와 교육 수준과 같은 환경적인 요소로는 설명할 수 없는 기억장애는 종합적으로 검사한 후 테스트 점수가 어느 정도인지에 따라 판단한다.

경도인지장애를 방치하면 치매가 된다

경도인지장애는 치매 고위험군이라고 할 수 있을 정도로

치매로 악화될 확률이 높다. 다시 말해, 경도인지장애를 방치하면 치매가 될 수 있다. 경도인지장애 진단을 받은 사람이 아무 조치도 취하지 않을 경우에 관한 연구 결과에 따르면, 진단받은 이의 10%가 1년 이내에 치매를 앓게 된다. 무려 50%는 5년 이내에 치매로 발전한다. 따라서 건망증이 치매는 아니라고 마음 놓지 말고 경도인지장애와 유사해 보이는 단순한 건망증에도 경각심을 가져야 한다.

당장 치매 진단을 받지 않았겠지만 이미 알츠하이머병이 진행 중인 사람이 있을 수도 있다. 어쩌면 베타 아밀로이드 단백질이 비정상적으로 축적되어 건망증이 생길지도 모른다.

경도인지장애 진행을 막으려면 이렇게 해보자

최근 경도인지장애에 관한 연구가 빠르게 진전되고 있다. 경도인지장애 상태에서 치매를 막는 방법에 관한 논문도 한 편 이상 나왔다. 경도인지장애의 악화를 막는 가장 효과적인 방법은 꾸준히 유산소운동을 하는 것이다. 유산소운동을 통해 체내 산소가 공급되면 혈액이 원활하게 흐른다. 운동으로 인한 혈류 변화는 뇌의 혈류에도 긍정적인 영향을 미친다.

이런 이유로 경도인지장애의 진행이 늦춰질 수 있다.

50~60대는 신체가 노화하면서 경도인지장애가 우려되는 시기다. 중장년층에 안성맞춤인 유산소운동은 '걷기'다. 평지에서 20분 이상 약간 숨이 찰 정도의 속도로 걷는 것이다. 쉬엄쉬엄 걷는 것보다 심박수가 적어도 100~110bpm이 되도록 속도를 조절하는 것이 좋다. 물론 조깅이나 수영, 에어로빅 같은 다른 종류의 유산소운동도 상관없다.

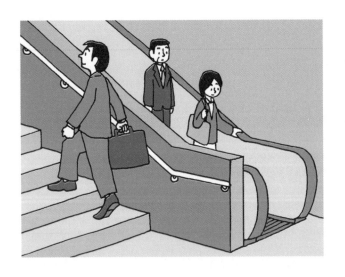

지하철역 계단 등을 건물 3층 높이만큼 오르는 운동은
치매 예방에 도움이 된다.

건물 3층 높이만큼 계단을 오르는 유산소운동도 꽤 효과적이다. 빌딩이나 아파트에 출입할 일이 있다면 엘리베이터나 에스컬레이터를 이용하지 않고 목적지까지 걸어 올라가는 것도 괜찮다. 도시에 산다면 지하 깊숙이 자리한 지하철역까지 계단을 오르내리는 방법도 있다. 지상에서 플랫폼까지 이동하는 것이 가장 무난하다. 돈을 들이지 않고 치매를 예방할 수 있으니 더없이 좋은 방법이다. 나중에 설명하겠지만 운동하면서 머리를 사용하는 습관을 들이면 인지 기능이 떨어지는 것을 막아 치매 발병을 늦출 수 있다.

근감소증은 치매를 앞당긴다

중장년층에게 치매만큼이나 두려운 질환은 근감소증이다. 근감소증은 나이를 한 해 두 해 먹어가면서 근육량이 감소해 생기는 질환이다. 근감소증을 방치하면 허약 상태가 된다. 결과적으로 신체에 장애가 생길 수도 있고 넘어져서 뼈가 부러질 수도 있다. 심하면 움직이지 못하고 누워만 있게 된다. 근육이 감소해 편하게 움직일 수 없다. 그러면 활동이 줄고 한곳에서 꼼짝 않게 되는 등 생활의 질이 떨어진다는 문제가 발생한다.

일본에서는 2020년 4월부터 75세 이상의 고령자를 대상으로 '허약 검진(노쇠 검진)'이 시작되었다. 검진 결과 위험도가 높은 사람에게는 근육 트레이닝이나 영양 지도를 실시한다. 허약해진 고령자 수의 증가를 막는 것은 사회적으로도 중요한 과제이기에 마련된 제도다.

집에서 꼼짝 않고 있으면 아홉 가지 치매 위험 요인 중 우울, 운동 부족, 사회적 고립 때문에 치매 발병 위험이 커진다. 치매를 앓기 전 단계에서도 이 요인들은 경도인지장애를 심각한 상태로 이끈다.

경도인지장애 진행을 막으려면 집에만 있을 게 아니라 근감소증을 예방하는 생활 습관을 들여야 한다. 무엇보다 근육량이 줄지 않도록 해야 한다. 아무것도 하지 않으면 나이가 들면서 근육량이 떨어진다. 그러니 노인이 될 때를 대비해 근육운동을 해야 한다.

근육량을 늘리려면 근육에 연속적으로 자극을 가하는 무산소운동이 효과적이다. 스쿼트(무거운 운동기구를 어깨에 짊어지고 앉았다 일어났다 하는 체력 단련—편집자)이나 아령을 이용하는 가벼운 트레이닝처럼 무리하지 않는 범위에서 자신에게 맞는 운동을 해야 한다는 사실을 유념한다. 유산소운동의 효용에 관해서도 이야기했지만, 무산소운동인 근육 트레이닝 역시 근감소증을 예방하기 때문에 치매를 막는다. 되도록 유산소운동과 무산소운동을 골고루 실시해보자.

알아둬야 할
치매의 종류

인지증은 병명이 아니다

흔히 치매를 인지증認知症이라고도 부르는데 인지증은 병명이 아니다. 인지증은 어디까지나 기억력이나 지각 능력과 같은 인지 기능이 감퇴한 상태다. 구체적으로는 "다양한 원인 질환으로 인지 기능이 떨어져 생활에 지장이 생긴 상태가 6개월 이상 지속된 경우"를 일컫는다. 비슷한 증상으로는 고령자에게서 흔히 볼 수 있는 섬망이 있다. 섬망은 병의 증상이 잠깐 나타나고 사라진다는 점에서 최소 6개월 동안 증상이 계속되는 인지증과 큰 차이가 있다.

치매의 원인 질환에는 알츠하이머병이 있는데 이 병의 증상에 인지증이 포함된다. 알츠하이머병 말고도 치매의 원인 질환은 다양하다. 이러한 원인 질환의 이름은 치매의 종류를 구분해 이름 붙일 때 활용된다. 치매의 종류는 치매 원인 질환의 성격을 반영하기 때문이다. 그렇다면 치매의 원인 질환 비율은 각각 어느 정도일까? 아래 그래프를 살펴보자.

치매의 원인 질환 비율(65세 이상)

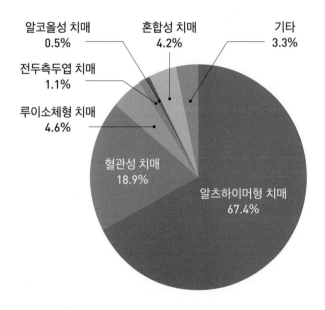

알코올성 치매
0.5%

혼합성 치매
4.2%

기타
3.3%

전두측두엽 치매
1.1%

루이소체형 치매
4.6%

혈관성 치매
18.9%

알츠하이머형 치매
67.4%

(출처: 이케다 마사부 편, 엔도 히데토시 감수 『치매 임상의 최전선』)

알츠하이머형 치매는 전체 치매의 약 70%로 가장 큰 비중을 차지한다. 다음으로 많은 것이 뇌경색이나 뇌출혈 때문에 발생하는 혈관성 치매로 약 20%를 차지한다. 그 밖에 루이소체형 치매, 전두측두엽 치매, 알코올성 치매 등이 있다. 원인 질환별 치매의 증상이나 특징은 제각각 다르다.

알츠하이머형 치매: 65세 이상의 고령자가 대부분이지만 초로기 치매라는 이름으로 40~50대에 발병하기도 한다. 인지 기능이 서서히 낮아져 일시적으로 일상생활을 수행하지 못하고 피해망상증에 걸린다.

알츠하이머병은 어느 날 갑자기 생기는 병이 아니다. 치매 증상이 나타나기 수십 년 전부터 베타 아밀로이드 단백질이 뇌에 서서히 축적된다. 이 베타 아밀로이드가 쌓이면 타우 단백질의 비정상적 축적으로 이어지고, 결과적으로 신경세포가 파괴된다. 신경세포가 독성을 가지게 되어 세포 자체를 죽음에 이르게 한다. 타우는 원래 중추신경계의 신경세포에 많이 분포하는 중요한 단백질이지만 알츠하이머병이 진행되면 신경세포 내에서 변질된다. 결국 변질된 채 축적되어 신경세포를 사멸시킨다.

혈관성 치매: 갑자기 뇌경색과 뇌출혈 같은 뇌혈관 장애가 일어나 신경세포를 파괴한다. 멀쩡하던 사람이 예상치 못하게 치매를 앓게 된다는 점에서 알츠하이머형 치매와는 다르다. 특징적인 증상으로는 인지 기능의 저하, 운동마비, 언어장애가 있다. 뇌혈관 장애의 위험 요인으로는 당뇨병, 고혈압 등이 있는데, 이 증상들은 알츠하이머병의 위험 요인이기도 하다. 따라서 알츠하이머형 치매와 혈관성 치매가 동시에 진행되는 경우도 많다.

루이소체형 치매: 뇌 신경세포에 단백질의 일종인 루이소체가 부착되어 생기는 치매다. 인지 기능이 낮아질 뿐만 아니라 손발 떨림, 보행장애 등 파킨슨병과 비슷한 증상이 나타난다. 환시, 우울 증상, 렘수면 행동 장애도 나타난다. 렘수면 행동 장애는 잠을 잘 때 큰소리로 잠꼬대를 하거나 성격이 난폭해지는 증상이다. 인지 기능이 탁월할 때도 있고 형편없을 때도 있어 초기에는 눈에 띄는 증상이 나타나지 않을 수도 있다.

전두측두엽 치매: 전두엽이나 측두엽과 같은 뇌 앞부분이 위축되는 치매다. 65세 이전에 많이 발병한다. 상동 행동常同

行動, stereo typed behavior과 사회적 일탈 행동이 특징적으로 나타난다. 상동 행동이란 의미 없이 같은 행동을 반복하는 것으로, 예를 들면 입을 우물거리거나 코를 킁킁대며 돌아다닌다. 사회적 일탈 행동의 예로는 깔끔하던 사람이 이전과는 아예 다른 사람이 된 듯 칠칠치 못한 행동을 하거나 도벽이 없던 사람이 물건을 훔치는 일탈 행동을 반복하는 경우가 있다.

알코올성 치매: 과도한 음주로 인해 신경세포가 장애를 일으켜 의식장애가 생긴다. 알코올의존증인 사람에게서 흔하게 발병한다. 술을 끊는다면 상태를 개선할 수 있지만, 이미 신경세포에 돌이킬 수 없는 장애가 생겼다면 완전한 회복은 기대하기 어렵다.

회복이 가능한 치매 증상도 있다

치매 증상을 보이더라도 원인 질환을 치료해 증상이 가라앉기를 기대할 수도 있다. 단, 치매 증상을 보이는 빈도가 줄었다고 치매라는 병 자체가 반드시 회복된 것은 아니다.

정상압물뇌증: 뇌에 뇌척수액이 고이는 원인 불명의 병으로 주로 65세 이상의 고령자에게 일어난다. 뇌척수액이 고인 무게에 뇌가 압박을 받으면 치매가 발병할 수 있다. 인지 기능이 낮아질뿐더러 보행장애나 요실금이 나타난다. 하지만 뇌 수술을 하면 회복할 수 있다.

갑상선기능저하증: 다양한 원인으로 갑상샘호르몬이 적게 분비된 상태다. 무기력, 강한 피로감 등의 증상이 나타난다. 방치하면 인지 기능이 낮아진다.

그 외에 비타민B1결핍증, 뇌종양, 뇌염, 수막염 등의 감염성 질환에 의해서도 치매와 비슷한 인지 기능 저하 증상이 나타나기도 한다.

3장

고혈압과 당뇨병 중 어느 쪽이
치매에 더 위험할까?

치매와 지병의 관계

알츠하이머형 치매 환자에게는 지병이 있다

성인병과 치매는 밀접한 관련이 있다. 사람들은 치매 없이 건강하게 장수할 수 있을지 불안해하는데, 이 걱정은 생활 습관을 개선하면 해소할 수 있다. 연구 데이터에 따르면, 알츠하이머형 치매에 걸린 사람은 대부분 한 가지 이상의 성인병을 앓고 있었다.

도쿄의과대학 노인병과(노인에게 일어나는 내과적 병을 주로 치료하는 의학 분야)에서 건망증으로 외래 진료를 받은 173명 중 알츠하이머형 치매 진단을 받은 113명을 대상으로 조사를 했다. 그 결과, 1인 평균 2.27개의 성인병을 앓고 있었다는 사

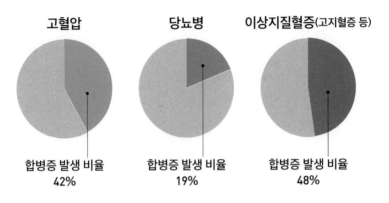

알츠하이머형 치매와 성인병

고혈압	당뇨병	이상지질혈증(고지혈증 등)
합병증 발생 비율 42%	합병증 발생 비율 19%	합병증 발생 비율 48%

(출처: Geriatr Gerontol Int. 2010;10.216.7.)

실을 발견했다. 치매인이 앓고 있는 성인병의 종류별 비율은
고혈압이 42%, 당뇨병이 19%, 이상지질혈증이 48%였다.
이 데이터를 바탕으로 40대부터 주의해야 할 성인병 위험 요
인을 살펴보면 다음과 같다.

- 당뇨병
- 고혈압
- 비만
- 스트레스
- 흡연

30~40년 후에 치매를 앓고 싶지 않다면 40대부터 이 다섯

가지 요인을 조심해야 한다. 스트레스라는 항목은 『랜싯』이 제시한 '치매의 아홉 가지 위험 요인' 목록에는 없다. 그러나 스트레스가 고혈압을 유발한다는 점과 많은 사람이 스트레스를 해소하기 위해 폭음·폭식·흡연을 한다는 점은 누구나 아는 사실이다. 고혈압과 폭음·폭식·흡연은 성인병의 위험을 높이고 이는 치매로 이어질 수 있다. 성인병 위험 요인은 이렇게 치매 위험 요인과 비슷하다. 따라서 40~50대의 성인병 예방은 그대로 치매 예방으로 이어진다.

고혈압 환자가 치매 위험을 줄이는 혈압약은?

고혈압을 방치하면 치매 위험이 확실히 커진다. '치매의 아홉 가지 위험 요인'에 따르면 고혈압에 의한 치매는 고혈압과 관계없는 치매보다 1.6배 위험하다고 하는데, 무려 3배까지 높아진다는 연구 결과도 있다. 고혈압으로 인해 동맥경화가 진행되면 뇌경색이나 뇌출혈의 위험이 커지고 그러면 혈관성 치매가 발병하기 쉽다. 혈관 질환 때문에 치매에 걸리는 사람들은 알츠하이머형 치매에 걸리는 사람 다음으로 그 수가 많다. 혈관성 치매는 그만큼 흔하게 발병하므로 혈압이 높다면 우선 혈압을 낮춰야 한다. 동맥경화가 요인일 때는 혈관성 치매와 알츠하이머형 치매가 동시에 발병하기도 한다.

일반적으로 고혈압이라 일컫는 140/90mmHg에 미치지 못하는 혈압 수치를 유지하도록 하고, 가능하면 최대한 130/80mmHg 이하를 목표로 두자. 혈압이 높다면 일단 식단에서 염분을 줄이거나 운동으로 혈압을 낮추어야 한다. 수면 부족도 고혈압의 원인이다. 수면 시간을 줄여가면서까지 과로하지 않도록 주의한다. 수면과 치매 발병의 직접적인 연관성에 관한 연구 결과도 발표된 만큼 수면 시간 관리도 중요하다. 그래도 수치가 내려가지 않는다면 혈압약을 복용해 고혈압에 의한 치매 발병 위험을 낮추도록 한다.

나도 혈압약을 복용하는데, 혈압약의 종류는 ARB안지오텐신II수용체길항약, ACE 저해약안지오텐신변환효소저해약, 칼슘길항제 이뇨약 등 다양하다. 이 가운데 ARB와 같은 종류의 약이 치매 위험을 가장 많이 줄인다는 연구 결과가 있다(일본신경학회 「치매 질환 진료 가이드라인 2017」). 혈압약을 먹어야 하는 상황인데 치매 발병이 걱정된다면 ARB를 복용하는 것이 좋다. 단, ARB를 복용해도 혈압이 눈에 띄게 감소하지 않는다면 상황에 따라 다른 약을 조합해야 하니 주치의와 상담하도록 한다.

너무 오래 앉아 있지 말자

성인병을 예방하려면 폭음과 폭식을 자제하고 적당한 운동을 하면 된다. 하지만 현대사회에서는 사무실에서 책상 앞에 오래 앉아 있는 경우가 많아졌다. 해외에서는 의자에 너무 오래 앉아 있어 생기는 병을 '의자병Sitting Disease'으로 명명하고 있다. 이 습관은 치매 위험 요인 중 하나인 고혈압의 원인이 되고 수명을 단축하기도 한다. 의자병을 예방하기 위해 업무 중에라도 30분마다 자리를 박차고 일어나 걸어 다니자.

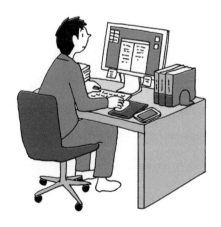

오래 앉아 있는 습관은 치매 위험 요인인 고혈압을 유발한다.

물론 산책하는 것이 가장 이상적이지만, 그럴 여유가 없다면 30분마다 화장실에 가거나 차를 마시거나 주위를 돌아다니는 것도 좋다.

고령자라면 약간 통통한 체형이 좋다

비만도 치매 위험을 높이는 요인이다. 고혈압과 밀접한 연관이 있기 때문이다. 체중이 증가해 비만이 되면 모세혈관 말단까지 혈액을 순환시키는 데 높은 압력이 필요해져 고혈압으로 이어진다. 혈압약 없이는 혈압을 조절하기 어려울 정도로 상태가 악화되기 전에 체중을 줄이는 것이 좋다. 자신의 30대 무렵 체중을 목표로 두는 것이 적당하다. 40~50대라면 그 무렵을 떠올리며 감량을 시도해본다. 나는 30대부터 살이 찌기 시작해 지금까지 10kg 정도 몸무게가 늘었다. 그 무게를 한 번에 줄일 수는 없고 일단은 가볍게 5kg부터 감량하기로 했다. 30대 때 체중이 기억나지 않는다면 체질량지수BMI, Body Mass Index를 기준으로 잡아보자. 체질량지수는 비만도를 측정하는 기준이 되는데, 다음의 식으로 계산한다.

체질량지수=체중(kg)÷{신장(m)×신장(m)}

일본비만학회 기준으로는 체질량지수 22를 표준체중으로 보고 18.5 이상 25 미만을 정상(2018 대한비만학회 진료 지침에 따르면, 체질량지수 23~24.9는 과체중이며 25부터 비만이다—편집자), 25 이상을 비만으로 본다(세계보건기구 기준으로는 30 이상이 비만이다). 그러나 지금은 인식이 조금씩 바뀌고 있다. 이전에는 표준체중인 사람이 병에 잘 걸리지 않는다고 알려져 있었지만, 최근에는 약간 통통한 사람이 장수한다는 연구 데이터가 나왔다. 특히 고령자는 표준체중을 약간 웃도는 통통한 상태일 때 건강을 유지할 수 있다. 이 경우 허약 상태가 될 위험이 줄어들 수도 있다. 뇌졸중이 온 적 있다면 재활 중 몸이 마를 경우를 고려해야 해서 이 정도의 체중이 알맞다.

비만이 걱정인 사람은 하루에 한 번 체중계에 올라 몸무게를 재보자. 체중이 생각보다 많이 나가 혈압이 염려된다면 하루에 한 번 혈압을 측정해보자. 수치 변화를 눈에 띄도록 기록해두는 것도 중요하다. 체중 변화와 함께 무슨 음식을 먹고 어떻게 생활했는지 기록하면 자신의 행동이 혈압과 체중에 어떤 영향을 끼치는지 스스로 파악할 수 있다. 이런 식으로 평소에 무엇을 얼마나 먹고 마시는지 의식하는 게 중요하다.

당뇨병 환자는 당화혈색소 수치를 7% 이하로

당뇨병은 치매 발병 위험도를 1.5배나 높인다. 최근 연구에 따르면, 당뇨병에 의한 인슐린의 비정상적인 분비가 뇌세포 속 수용체receptor에 악영향을 끼쳐 알츠하이머형 치매가 발생하기 쉽다고 한다. 수용체는 세포 밖 물질을 선택적으로 받아들이는 세포 내 단백질이다.

당뇨병은 알츠하이머형 치매와 밀접한 관련이 있다. 어떤 연구자는 알츠하이머형 치매를 '뇌의 당뇨병'이라 부르기도 한다. 특히 당화혈색소HbA1c 수치가 7% 이상인 고혈당 환자는 치매 위험이 높다. 당화혈색소 수치란 최근 1~2개월의 혈당치를 바탕으로 적혈구가 얼마나 당으로 변화했는지 수치로 나타낸 것이다. 정상치는 4.2~6.2%이다. 적혈구에서 당이 헤모글로빈AHbA에 결합한 것을 헤모글로빈A1HbA1라고 하는데, 이것의 한 종류가 당화혈색소HbA1c다. 혈당 수치가 올라갈수록 이 수치도 증가하기 때문에 당뇨병의 지표로 활용되기도 한다. 69세 이상의 남녀 고령자 1,139명을 대상으로 5년간 추적 조사한 연구를 보면, 당화혈색소 수치가 7% 이상인 사람의 치매 발병 빈도수가 정상치인 사람보다 약 5배 가까이 높게 나타났다.

치매 전문의도 실천하는 치매 예방법

당뇨병은 유전되는 경우가 있어 완전한 예방은 어려울 수도 있다. 하지만 적절한 치료를 통해 당화혈색소 수치를 7퍼센트 미만으로 조절하면 치매 위험을 낮출 수 있다. ARB 고혈압 약 같이 치매 발병 위험을 낮춘다고 보고된 당뇨병 약은 아직 없다. 우리가 당뇨병 약을 복용하는 이유는 고혈당 상태에서 당 수치를 떨어뜨리기 위해서지만 저혈당 역시 주의해야 한다. 약을 복용해 혈당을 무리하게 억제하는 것은 바람직하지 않기 때문이다. 고혈당을 염려한 나머지 당분 섭

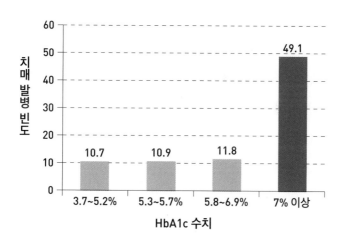

당화혈색소HbA1c 수치와 치매 발병 빈도

(출처: BMC Public Health. 2008;8.54.)

취량을 섣불리 조절해 에너지원인 당질 함유 식품을 식단에서 제외하는 경우가 있다. 이 상태에서 혈당 조절 약만 먹으면 오히려 저혈당 쇼크를 일으킬 위험이 있다. 저혈당 쇼크가 서너 번 반복되면 치매 위험이 단번에 커진다는 연구 결과도 있다.

혈당을 적절하게 조절하려면 식이요법, 운동요법, 약 복용을 병행하되 의사의 지시에 따라야 한다. 고혈압이나 당뇨병 같은 지병이 있는 사람은 두세 달에 한 번 정도 정기적으로 전문의에게 검진을 받자. 전문 지식이 없는 상태에서 자신만의 방식대로 성인병을 예방하려는 것은 위험하므로 의사와 상담하는 과정은 꼭 필요하다. 의사는 환자에게 반드시 필요한 존재이면서 오랫동안 함께해야 하는 존재다. 따라서 자신과 잘 맞는 주치의를 찾는 것이 중요하다.

그렇다면 고혈압과 당뇨병 중 어느 것이 치매에 더 위험할까? 굳이 하나를 고르자면 고혈압이다. 알츠하이머형 치매의 '아홉 가지 위험 요인' 중 하나인 고혈압은 중년기부터 주의해야 한다. 대책을 세우지 않는다면 노년의 전체적인 건강 상태가 염려될뿐더러 혈관성 치매의 위험도 증가한다. 한편 당뇨병은 중년기가 아닌 노년기부터 특히 주의해야 하는 위험 요인이다. 그렇다고 중년기의 당뇨병 환자는 안심해도 된다는 말은 아니다. 무슨 지병이든 항상 철저하게 관리해야 한다. 다만 당뇨병보다 고혈압에 유의해야 하는 시기가 좀 더 빨리 올 뿐이다.

즐겁게 살아가는 것이 최고의 치매 예방이다

지금까지 치매 위험과 관련된 성인병 예방에 관해 이야기했다. 회사에 근무하는 동안은 필수적으로 건강 검진을 받아야 하니 그 결과에 신경 쓸 수밖에 없다. 하지만 퇴직 후에는 정기검진 알림 고지서를 받더라도 차일피일 미루다가 기회를 놓치는 경우가 많다. 그러니 퇴직하면 근처 병원에서 적어도 6개월에 한 번은 혈액검사를 받도록 하자. 혈액검사는 비용도 적게 들고 그다지 수고롭지도 않다. 지병이 있거나 몸 상태가 크게 나쁜 경우가 아니면 혈액검사 한 번으로 대체적인 건강 상태를 파악할 수 있어 편리하다.

한편 성인병을 예방하려면 절제가 중요하지만 정도를 지나치면 좋지 않다. '이것도 안 된다, 저것도 안 된다'라며 스스로 만든 규칙에 얽매이다 보면 일상이 답답해진다. 이렇게 해서 스트레스가 쌓이면 우울이라는 치매 위험 요인에 노출

될지도 모른다. 치매 걱정 없이 장수하는 최고의 비결은 목표를 갖고 즐겁게 살아가는 것이다. 항상 웃으며 인생을 즐기는 것도 치매 예방이다. 가끔 일탈해서 하고 싶은 것을 원 없이 해보거나 먹고 싶은 것을 맘껏 먹으며 우울감에서 벗어나는 것도 좋다. 혈압이나 혈당치가 높은 사람이라면 평소 식단을 웬만큼 관리하면서 한 달에 한 번 정도는 먹고 싶은 음식을 먹어도 된다. 그러면 정신적 스트레스를 해소할 수 있다.

치매 예방 때문이 아니더라도 삼시 세끼 이 음식이 몸에 좋은지 나쁜지 시시콜콜 집착하면 그것만으로도 삶이 피곤해진다. 무엇보다 즐겁게 살아가는 게 중요하다. 질병 예방과 건강 유지도 좋지만 "참 잘 살았다"라고 말할 수 있는 인생을 사는 것이 먼저다.

간과하기 쉬운
난청 위험

청력 저하로 뇌로 들어오는 정보가 줄어든다

『랜싯』에서 발표한 '치매의 아홉 가지 위험 요인' 가운데 모르고 넘어가기 쉬운 것은 난청(청력 저하)이다. 난청이 있는 집단과 없는 집단 사이의 치매 발병률의 상대적 비율(상대 위험)은 1.9배다. 난청이 사라졌을 때 전체 인구에서 치매인이 줄어드는 비율(인구 기여 비율)도 9%다. 이 정도면 둘 다 높은 수치다. 즉, 난청이 있는 집단의 치매 발병률이 난청이 없는 집단보다 훨씬 높다.

청력이 떨어지면 뇌는 충분한 양의 정보를 받아들이지 못한다. 뇌에 들어오는 정보량이 줄어들면 생각할 일도 점점 사라져 신경세포 네트워크를 만들 수 있는 활동이 감소한다. 같은 원리로, 난청뿐만 아니라 사회적 고립도 뇌가 수용하는 정보량을 줄이는 원인이 된다.

올바른 보청기 사용으로 치매 위험을 낮춘다

사람은 누구나 나이를 먹으면 청력이 떨어진다. 사실 청력은 30대부터 저하되기 시작해 높은 음부터 점차 듣기 어려워진다. 예를 들어, 모스키토음mosquito sound은 어린이나 청소년에게만 들리는 음이다. 예전에 일본에서 청소년들이 늦은 밤 공원에 모이지 못하게 모스키토음을 틀어놓았다는 이야기도 있다. 나이가 들어 청력이 저하되는 것을 노인성 난청presbycusis이라고 한다. 몇 살 때부터 청력이 나빠지는지는 개인차가 크다. 50대에 보청기가 필요한 사람이 있는가 하면, 80대에도 보청기를 끼지 않는 사람이 있다.

청력 저하를 방치하면 치매 위험이 커지는데, 보청기 사용으로 위험을 피할 수 있다. 무엇보다 보청기를 신중하게 선택해야 한다. 아무리 비싼 보청기라도 자신의 청력에 맞지 않으면 소용이 없다. 사람에 따라 잘 들을 수 있는 주파수가

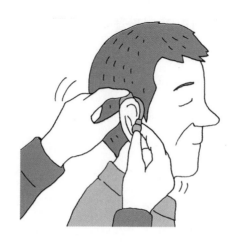

개인에게 맞춘 보청기를 올바르게 사용하면
치매 위험을 낮출 수 있다.

다르므로, 주파수 검사를 통해 보청기의 기능을 조절해 어떤 음은 증폭시키고 어떤 음은 차단해야 한다. 음에 따라 소리 크기를 조절하지 않고 모든 주파수 음을 확대한 보청기는 확성기에 지나지 않는다. 이비인후과 전문의의 처방을 받은 다음 전문가와 상담해 자신에게 맞는 보청기를 찾는 것이 바람직하다.

이어폰 사용자라면 이것을 주의하자

이어폰으로 음악을 크게 들어 생기는 난청은 그냥 두었다가는 심각한 문제를 일으킨다. 요즘에는 스마트폰 같은 휴대용 디지털 기기로도 음악을 재생할 수 있다. 휴대용 디지털 기기로 음악을 들을 때는 이어폰을 주로 사용하게 된다. 전철 안에서도 이어폰으로 영상이나 음악을 큰 소리로 듣는 사람이 많아졌다. 전철 같이 잡음이 심한 환경에서는 음량을 높여야 소리가 제대로 들린다. 이렇게 음량을 높인 채 이어폰을 통해 음악을 들으면 귀에 충격을 줄 수 있어 주의해야 한다.

20~30대부터 큰 소리로 음악을 들으며 귀를 혹사시키면 결과적으로 50~60대에 후폭풍이 온다. 이어폰으로 음악을 듣더라도 소리를 적절하게 조절하고 중간중간 쉬면서 듣도록 하자.

치매 전문의도 실천하는 치매 예방법

치매 예방약은
기대해도 좋은가

획기적인 치료약으로 기대되는 '아두카누맙'

'아두카누맙aducanumab'은 미국 바이오젠사와 일본 제약회사 에자이사가 공동 개발한 알츠하이머병 치료약이다. 두 회사가 발표한 임상 시험 결과는 미디어에서 다루어지기도 했다. 임상 시험 결과에 따르면, 아두카누맙은 조기 알츠하이머병 환자의 인지 기능 저하를 20% 정도 억제한다. 이들 회사는 이를 근거로 미국 식품의약국FDA에 아두카누맙을 치매 진행 억제제로 승인 요청했다.

알츠하이머병은 베타 아밀로이드라는 단백질 덩어리가 뇌에 축적되는 현상에서 출발한다. 아두카누맙은 이 베타 아밀로이드라는 '쓰레기'를 제거한다. 이 약은 아직 FDA의 승인을 받지는 못했다. 지금까지 FDA 승인을 받은 치매 관련 약으로는 에자이사가 1997년에 발매한 아리셉트(아리셉트는 상품명이다—편집자)가 있다. 화학 명칭을 줄인 일반명은 도네페질이다. 아리셉트는 치매인의 신경 대사를 일시적으로 원활하게 만들어 인지 기능을 개선시킨다. 인지 기능 저하 증상의 악화를 한시적으로 늦추기만 할 뿐이다. 반면 아두카누맙은 알츠하이머병 자체를 치료하는 효과를 기대할 수 있다. 아두카누맙과 아리셉트가 전혀 다른 이유다.

아두카누맙이 실제로 판매되기까지는 정부의 승인, 사용조건 조정, 가격 책정 등 해결할 문제가 남아 있지만, 벌써부터 치매인과 그 가족 그리고 치매 연구자의 관심을 끌고 있다. 게다가 사회적으로도 이미 화제가 되고 있다. 그러나 일반적으로 사람들이 잘 모르는 사실이 있다. 치매 치료제로 불린다고 해서 다 같은 치매 약이 아니라는 점이다. 치매 치료제의 범위에 속해도 각각의 종류가 다를 수 있다. 치매 치료제와 같은 의약품은 예방의학의 관점에서 종류를 나눌 수 있는데, 이에 따르면 아리셉트와 아두카누맙은 다른 종류다. 의학의 한 분야인 예방의학은 병을 예방하려면 1차, 2차, 3차의 과정을 거쳐야 한다는 개념을 기준으로 의약품을 분

류한다. 예방의 개념은 다음과 같이 나뉜다.

예방의 개념

- 1차 예방: 일상생활에서 건강 증진을 도모해 질병 자체가 발생하지 않도록 한다. 혹은 발병을 늦춘다.
- 2차 예방: 이미 발생한 질환이 더 진행되거나 악화하지 않도록 한다.
- 3차 예방: 질병이나 장애가 이미 발생한 환자의 기능을 재활을 통해 회복하도록 한다.

일반적으로 예방이라고 하면 대부분 1차 과정을 떠올린다. 하지만 실제로 예방이라는 개념은 1차에서 3차까지 넓은 범위를 가리킨다. 이 사실은 치매 치료제를 분류할 때도 적용된다.

지금까지 FDA의 승인을 받은 치매 관련 약품으로는 앞서 소개한 아리셉트 외에 메만틴(상품명 메마리), 갈란타민(상품명 레미닐), 리바스티그민(상품명 엑셀론)이 있다. 이 약품들은 이미 병이 진행된 상태에서 병의 악화를 늦추도록 돕는 약이다. 다시 말해, 치매를 앓고 있는 사람을 대상으로 3차 예방을 한다. 이와 달리 아두카누맙은 치매가 진행되기 전의 상태에서 병 자체를 없앤다. 조기 치매, 즉 경도인지장애 상태인 사람과, 베타 아밀로이드가 축적되었으나 아직 치매에 걸리지 않은 사람이 그 대상이다.

조기 치매는 보통 50대 이후부터 발견되는데 이때 이 약이 필요하다. 50대 이후부터 뇌에 베타 아밀로이드가 축적되기 시작한다. 증상이 곧바로 나타나지는 않지만 서서히 신경세포가 파괴되어 마침내 경도인지장애 상태에 이른다. 이들의 치매 증상이 악화되기 전 1차(혹은 2차 포함) 예방을 위해 아두카누맙을 개발했다.

이 약이 치매를 예방하는 방식은 이렇다. 아두카누맙 성분은 몸속에서 베타 아밀로이드에 대항하는 항체가 되어 축적된 베타 아밀로이드를 제거한다. 그 결과 경도인지장애 증상을 개선하고 신경세포의 파괴를 멈출 수 있다. 치매 원인인 비정상 단백질을 제거해 1차 예방을 하는 것이다.

치매 발병을 늦추는 첫 신약의 탄생인가

이 약에 관한 기쁜 소식이 있다. 예전부터 알츠하이머병 환자에게 아두카누맙을 처방해왔지만, 효과를 공식적으로 증명하기 어려워 2019년 3월 이 약의 사용을 잠시 중단했었다. 사실 내가 담당한 알츠하이머병 환자 중에도 이 약을 처방 받은 사람이 있었다. 병세에 차도를 보이던 터라 치료를 멈추게 되어 못내 아쉬웠다.

하지만 2019년 12월 아두카누맙을 투여한 그룹이 투여하지 않은 그룹에 비해 20% 정도 인지 기능 저하가 완화됐다는 연구 결과가 발표되었다. 이 약을 투여한 그룹은 일상생활을 무리 없이 할 수 있게 되었다. 뇌에 축적된 베타 아밀로이드도 감소했다. 약의 투여량을 늘리는 처방을 받은 환자가 증가하면서 새로운 결과도 나왔다. 알츠하이머병 진단 후 바로 투여하면 치매의 진행을 억제해 그 시작 시점을 늦춘다는 것이다. 이를 근거로 바이오젠사와 에자이사는 FDA에 재승인을 신청했다. 앞으로의 일은 알 수 없지만 치매 전문의의 개인적인 입장으로는 승인 가능성이 높다고 생각한다(2021년 6월, 아두카누맙은 치매 치료제 최초로 FDA 승인을 받았다. 추가 후속 연구 과제가 남아 있고 결과가 잘못되면 승인이 취소될 수도 있다. 그렇기는 해도 공식적으로 사용 승인을 받은 치매 치료제는 사상 처음이다—편집자).

언제부터 손쉽게 사용할 수 있을까?

아두카누맙으로 치매 치료가 가능하다면 치매인에게는 기쁜 소식이 아닐 수 없다. 하지만 풀어야 할 숙제가 남아 있다.

첫째, FDA 승인을 받아도 즉시 사용할 수는 없다. 내가 살고 있는 일본만 봐도 정부 부처의 승인을 받기까지 3년이 더 걸린다. 둘째, 대량으로 생산하기 어려워 비용이 많이 든다. 매달 주사로 투여해야 하기 때문에 임상 시험 기준으로 효과를 볼 수 있는 단계에 이르려면 한 달에 100만 엔 이상의 예산이 든다. 셋째, 의료비를 아끼려고 국가에서 투여 대상을 제한할 수도 있다. 이를테면 베타 아밀로이드가 뇌에 축적되어 있는지 확인하는 검사가 양성으로 나온 사람이나 치매에 가장 취약한 나이대인 사람만 대상이 될 것이다. 조건을 충족하지 못하는 사람에게 투여하면 의료 예산이 몇 배로 늘어나기 때문이다. 이에 관해서는 논쟁의 여지가 많다. 투여 대상인지 판별하기 위한 과정에 비용이 별도로 들기도 하고 투여 대상 나이의 기준을 잡기도 모호하다.

베타 아밀로이드가 뇌에 얼마나 축적되어 있는지 확인하는 검사는 '아밀로이드 PET 검사'다. 베타 아밀로이드에 화학적으로 결합하는 성분을 정맥 주사한 후 이 성분의 결합체가 생성되었는지 양전자단층촬영PET, Positron Emission Tomography 으로 확인한다. 검사비만 수십만 엔이므로 이 비용을 보험금으로 적용할 수 없다면 치매 치료제를 널리 보급하기 어렵다.

생활 습관을 개선하면서 다른 신약도 기대해보자

이처럼 아두카누맙이 승인되더라도 즉시 보급되기는 어렵다. 따라서 지금은 식단 점검을 비롯해 생활 습관을 개선해나가는 방법이 최선이다. 이 약이 조금이라도 치매 발병을 늦출 수 있는 게 확실하다면 내 나이 또래가 수명이 다할 때쯤 보편화될지도 모른다. 그때가 되면 치매 걱정을 덜게 될 것이다.

신약 개발의 가능성은 아직 남아 있다. 몇 가지 치료약 후보가 임상 시험을 하고 있다. 아리셉트 연구 개발에 참여한 에자이사의 스기모토 하치로 박사는 퇴직 후 회사를 세워 새 알츠하이머병 치료약을 개발하고 있다. 5~10년만 지나도 빠르게 발전할 치매 치료제 분야의 미래가 기대된다.

4장

치매 예방을 위해
늘려야 할 식품과 줄여야 할 식품

카레는
치매를 예방하는 식품

카레에 함유된 쿠르쿠민이 치매를 예방한다

시중에는 치매 예방에 효과가 있다고 알려진 식품과 영양 제가 많다. 그중 카레가 치매 예방 기능을 갖추고 있다는 사실이 연구를 통해 검증되었다. 카레의 노란색을 내는 향신료 강황 덕분이다. 강황은 우콘이라고도 불린다(강황은 울금과 비슷하지만 다른 약재다. 일본에서는 강황이 우콘[울금]으로 불릴 때도 있다―편집자). 강황에 함유된 쿠르쿠민^{curcumine}은 폴리페놀(몸속 유해 산소를 무해하게 바꿔주는 물질―편집자)의 한 종류인데 항산화 작용, 항염증 작용을 한다(항산화 작용은 세포의 노화를 의미하는 산화작용을 막는 것이고, 항염증 작용은 우리 몸을 지키기 위해 일어나는 면역

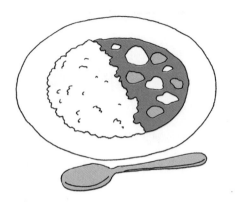

카레의 치매 예방 효과가 주목받고 있다.

반응으로 생기는 염증이 쌓이는 현상을 해소하는 것이다—편집자). 쿠르쿠민의 치매 예방 효과를 세포 실험, 동물실험, 역학조사 세 가지 측면에서 검증했다. 지금부터 조사와 실험을 통해 증명된 쿠르쿠민의 치매 예방 효과를 알아보자.

쿠르쿠민이 베타 아밀로이드의 응집을 막는다

알츠하이머형 치매는 뇌에 베타 아밀로이드가 축적되는 병이다. 쿠르쿠민은 베타 아밀로이드가 뇌에 쌓이지 못하게 막기 때문에 제약계에서 주목받고 있다. 조금은 전문적인 이야기이지만 세포 실험과 동물실험 과정을 보면서 어떻게 쿠르쿠민이 이런 작용을 하는지 알아보자.

세포 실험에서는 가장 먼저 세포계(세포가 안정적으로 증식하도록 인공적으로 만들어놓은 세포 집단—편집자)를 배양한다. 배양이 다 되면 베타 아밀로이드 단백질이 되기 전 단계의 물질인 '아밀로이드전구체단백질APP, Amyloid-beta Precursor Protein'을 섞는다. 그다음 혼합물을 데우면 액체에 녹지 않는(불용성) 베타 아밀로이드 덩어리가 만들어진다. 하지만 여러 번 실험을 거듭한 결과, 배양 세포계에 처음부터 쿠르쿠민을 섞어두면 베타 아밀로이드가 뭉치지 않았다. 서로 덩어리져 뭉치는 이 단백질의 응집성이 쿠르쿠민에 의해 사라졌기 때문이다. 실험실에서 나온 결과이기에 인간의 뇌에서 이 과정이 똑같이 적용된다고 단언할 수는 없지만, 적어도 이 실험에서는 쿠르쿠민의 효과가 확실히 입증되었다.

동물실험과 관련해서는 쥐를 이용해 실험한 논문이 발표되었다. 알츠하이머형 치매가 발병하도록 유전자를 조작한 쥐였다. 아무런 조치를 취하지 않으면 이 쥐는 6개월 후 알츠하이머형 치매에 걸리지만, 쿠르쿠민을 섞은 먹이를 쥐에게 주면 베타 아밀로이드가 쌓이지 않아 학습 행동이 정상 상태로 유지됐다. 인간의 경우, 베타 아밀로이드가 쌓이는 현상은 알츠하이머병 발병 20년 전부터 일어나기 시작한다. 예를 들어 70대에 이 병을 앓게 된 사람은 40~50대 무렵부터 자기도 모르게 베타 아밀로이드가 응집되기 시작했다. 즉, 비정상적인 단백질의 축적이 시작되는 40~50대부터 쿠르쿠민을 함유한 식사 혹은 카레를 자주 먹으면 치매 진행을 막을 가능성을 높일 수 있다는 말이다.

인도인은 치매에 걸리지 않는다?

그렇다면 역학조사는 어떻게 나타났을까? '카레' 하면 인도를 떠올리는 사람이 많다. 예전부터 인도인은 실제로 치매에 잘 걸리지 않는다는 설이 있었다. 그러나 과거의 인도인은 평균수명이 짧아 치매를 앓기 전 일찍 사망했을 거라는 반론이 제기되었다.

한편 그 후 싱가포르인을 대상으로 연구한 과학자들은 카레를 자주 먹은 사람의 치매 발병 위험도가 그러지 않은 사람에 비해 낮다고 보고했다. 이들은 싱가포르에 사는 60~93세 노인 1,010명을 조사했는데, 카레를 전혀 먹지 않는 사람의 발병 위험도는 0.62, 수시로 먹는 사람은 0.51이었다. 카레를 전혀 먹지 않는 사람은 카레 먹는 횟수가 6개월에 1회 미만이었고, 수시로 먹는 사람은 1개월에 1회 이상이었다. 이 역학조사는 한 시점에서 여러 대상을 횡단적으로 연구cross-sectional research(횡단적 연구는 모든 변수를 한 시점에서 동시에 수집하여 분석하는 연구 방법이다—편집자)했기에 시간에 따라 발병 위험도가 어떻게 변화하는지는 알 수 없다. 하지만 결과적으로는 신뢰성 있는 세포 실험, 동물실험에 역학조사 결과가 더해진 셈이고 그만큼 카레의 효능에 기대를 걸 수 있게 되었다.

카레를 먹어서 쿠르쿠민을 섭취할 수도 있지만 이 성분을 섭취하는 다른 방법도 있다. 이를테면, 쿠르쿠민의 크기를 줄인 '나노 쿠르쿠민'이 있다. 예전부터 인간의 몸이 원래 크기의 성분을 잘 흡수하지 못한다는 보고가 있었다. 연구자들은 몸이 더 잘 받아들이도록 크기를 조절한 물질을 개발했는데 그게 바로 나노 쿠르쿠민이다.

예방약만 기다리지 말고 카레를 자주 먹자

나는 적어도 일주일에 두세 번 카레를 먹는다. 카레의 장점은 고기, 녹황색 채소, 감자 등 다양한 식재료를 한데 섞어 먹을 수 있다는 것이다. 나는 카레를 자주 먹을 뿐만 아니라 일반적인 카레보다 2배 이상 쿠르쿠민이 함유된 레토르트 식품(간단히 요리해 먹을 수 있도록 포장해서 나온 식품, 냉동식품—편집자)의 감수까지 맡은 적도 있다. 카레와 같이 영양소를 골고루 섭취할 수 있는 음식은 허약 상태와 노화를 방지한다는 사실을 알고 있었기 때문이다.

내가 이렇게까지 카레를 강력하게 추천하는 것은 아직 새로운 치매 치료제가 각 나라의 정부에서 완전히 승인을 받지 못했기 때문이다. 치매 예방약은 현재 임상 단계에 있어 정식 승인까지 적어도 3년은 걸린다. 3년이라는 시간이 그리 긴 시간은 아니라고 생각할지도 모르겠다. 그러나 이 약이 승인되어도 곧바로 사용할 수는 없다. 예방약의 앞날은 불확실하다. 예방약을 무작정 기다리지 말고 생활 습관을 정비하고 운동을 꾸준히 하면서 식단을 관리해야 한다.

치매는 사람을 죽음에 이르게 하는 병이다. 인지 기능이 떨어지는 것은 물론이고 일상생활에서 자꾸 부딪히고 넘어져 몸져눕게 될지도 모른다. 60세에 치매에 걸린 사람은 평균 12년 안에 사망한다는 데이터도 있다. 치매 예방약을 사용할 수도 없는데 이런 데이터가 나오니 도저히 가만있을 수 없다. 알츠하이머병 때문에 신경세포가 파괴되기 시작하면 원래대로 돌아갈 수 없다. 따라서 그 전 단계인 베타 아밀로이드 응집부터 막아야 한다. 건강해 보이는 40~50대라도 베타 아밀로이드가 뇌에 차곡차곡 쌓이고 있을지 모른다. 연구를 통해 카레가 베타 아밀로이드의 축적을 막는다는 사실이 밝혀졌으니, 카레를 먹는 간단한 습관이 조금이라도 치매 진행을 늦출 수 있을 것이다.

치매 예방을 위해 요리에 도전해보자

강황 말고도 카레에 들어 있는 쿠민, 펜넬, 클로브(정향) 등 다양한 향신료가 향과 맛을 더하고 약효를 배가한다. 사실 이 향신료들은 대부분 약재로 사용된다. 평범하게 슈퍼에서 구입한 간편 조리 카레나 카레 분말을 사용할 게 아니라 직접 향신료를 첨가해보자. 향신료를 조합하는 것부터 차근차근 시작해봐도 좋다.

카레는 요리법이 손에 익지 않은 사람도 쉽게 만들 수 있는 음식이다. 부엌 근처에도 가본 적 없는 사람도 있겠지만, 퇴직 후 카레쯤은 직접 만들어봐야 한다. 요리하는 행위 자체가 치매에 대항할 수 있는 힘을 길러주기 때문이다. 요리는 재료 선택부터 조리법 암기, 조리 시간 조절, 식기 선택까지 복잡한 절차로 구성된다. 이쪽에서 재료 손질을 하면서 다른 한쪽에서 냄비에 불을 붙이는 등 두 가지 이상의 일을 동시에 진행한다. 작업이 복잡할수록 뇌 전체를 활성화해 자연스럽게 치매 예방 효과로 이어진다.

하지만 치매 증상이 심해지면 이런 고난이도의 작업을 할 수 없다. 예전에는 요리를 척척 만들던 고수가 갑자기 아무것도 못하게 된다. 요리하는 데 시간을 너무 많이 지체하거나 요리하는 것 자체가 자꾸만 성가셔 외식 횟수를 늘렸다면 치매 주의보 발령 상태다. 주위 사람이 증상을 알아차렸다면 치매 초기 증상을 의심해보고 꼭 전문의에게 상담하도록 도와야 한다.

치매 전문의도 실천하는 치매 예방법

감귤류를 자주 먹는 사람은 치매 발병률이 낮다

감귤류와 치매 발병의 관계

아직은 치매 예방약을 사용할 수 없으니 치매를 예방하려면 40~50대부터 생활 습관을 관리하는 방법밖에 없다. 그 가운데 식단 관리를 위해 카레뿐만 아니라 감귤류를 자주 먹으면 된다. 감귤류에 함유된 노빌레틴이라는 성분은 평소 식사할 때 간편하게 섭취할 수 있을 뿐만 아니라 치매 예방 효능까지 지니고 있다.

2017년 5월 흥미로운 논문이 발표되었다. 1만 3,373명의 일본인을 대상으로 도후쿠대학에서 코호트 연구(역학 연구의 하나로 어떤 요인을 시험한 그룹과 그렇지 않은 그룹으로 나누어 질병의 발생률을 비교한다)를 진행했다. 그 결과 밀감 등의 감귤류가 치매 예방에 효과가 있었다. 감귤류를 일주일에 두 번 먹는 사람에 비해 일주일에 서너 번 먹는 사람의 치매 발병 위험률이 8% 낮았고, 거의 매일 먹는 사람은 14%나 낮았다.

그렇다면 감귤류의 어떤 성분이 치매 위험을 낮출까? 바로 감귤 플라보노이드(폴리페놀의 일종)인 노빌레틴이다. 노빌레틴은 항산화 작용, 항당화 작용, 항염증 작용을 하고 치매를 일으킬 만한 신경변성질환(신경세포가 죽어 신경 증상이 진행되는 질환—편집자)을 막기도 한다. 이는 다수의 연구 보고로 증명되었다.

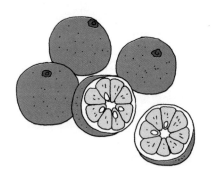

감귤류는 노빌레틴이라는 폴리페놀을 많이 함유하고 있다.

오키나와의 치매 발병률이 낮은 이유

감귤류 중 노빌레틴 함량이 특히 많은 것은 오키나와현 북
부 장수촌 오키미 마을의 특산물 시콰사이다(일본은 한국보다
남쪽에 있는 지역이 많아 남아시아에서 유래한 귤류의 재배가 활발한데, 현
대 식물학과 별개로 문화적·역사적 맥락에 따라 귤 종류를 세밀하게 구분한

오키나와현은 다른 지역보다 치매 발병률이 훨씬 낮다.

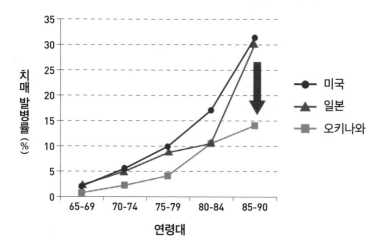

(출처: J Am Geriatr Soc. 1999;47:189-95. Mayo Clin Proc. 1996;71:275-82.
Int J Epidemiol. 1995; 24:373-80의 데이터에서)

다—편집자). 같은 감귤류보다 10~20배 많은 노빌레틴을 함유하고 있다.

오키나와현의 치매 발병률은 다른 현에 비해 눈에 띄게 낮다. 이 지역의 특산물인 시콰사를 많이 먹어서 치매 발병률이 낮다는 가설을 세우고 다양한 연구가 진행되었다. 알츠하이머가 발생하도록 유전자를 조작한 쥐에게 노빌레틴을 투여하자 베타 아밀로이드의 축적이 억제되었다. 쿠르쿠민을 이용한 실험 결과와 유사하다. 이외에도 새로운 연구 결과가 잇달아 발표되고 있다.

신경세포의 네트워크를 늘린다

노빌레틴에 신경세포 돌기 수를 늘리는 효과가 있다는 새로운 사실이 밝혀졌다. 신경돌기는 다른 신경세포에서 보내는 정보를 받기 위해 세포 몸체에서 나뭇가지처럼 뻗어 나온 긴 돌기인데, 이것이 늘어나면 뇌세포 네트워크가 활성화된다. 나는 로토제약과 공동으로 이와 관련된 실험을 진행했다. 실험에는 PC12세포를 활용했다. 여기서 먼저 PC12세포에 관해 간단히 알아보자. 신장에는 크롬친화세포라는 것이 있다. 이 세포에 갈색세포종이라는 종양이 생겼을 때 복제한 세포를 바로 PC12세포라고 부른다. 주로 쥐의 신장에서 추출한 PC12세포를 실험에 많이 쓴다. 이번 실험에서는 미분화 PC12세포 배양액에 노빌레틴을 첨가했다.

그러자 PC12세포의 신경돌기가 쭉 뻗어나왔다. 뇌 신경세포는 각자 단독적으로 존재해서는 의미가 없다. 신경세포에서 뻗어나온 돌기가 다른 세포에 접속해 네트워크 수를 늘리는 것이 중요하다. 네트워크가 촘촘해지면 그만큼 많은 정보

노빌레틴에 의한 신경돌기의 신장 활성

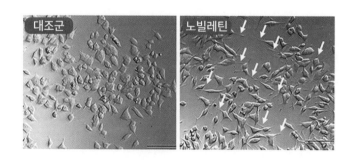

◆ PC12세포의 배양액에 노빌레틴 50μM(마이크로 몰)을 첨가한 후 배양했다. 오른쪽은 48시간 후의 현미경 사진이다.

(출처: 로토제약)

를 받아들일 수 있다. 또한, 돌기가 많아져 세포 연결망이 촘촘해지면 뇌 일부에 문제가 발생해도 새로운 우회로를 만들기가 수월해 그만큼 기억을 유지하기 쉬워진다.

치매 예방에 인지 예비능을 늘리는 것이 중요하다는 사실을 떠올려보면 노빌레틴이 얼마나 기특한 물질인지 알 수 있다. 노빌레틴은 이러한 방식으로 인지 예비능을 증대시킨다. 게다가 노빌레틴은 적은 양으로도 제 기능을 다할 수 있다. 뇌에 좋다는 DHA나 은행잎과 비교해도 괄목할 만한 효능이다. DHA는 등 푸른 생선에 많이 들어 있는 지방산의 일종이다. 현재 일본의 기능성 표시 식품으로 인증받아 "중장년의 인지 기능 유지에 효과가 있다"라는 말을 표기할 수 있는 건강 보조제는 DHA와 은행잎뿐이다. DHA와 은행잎은 많은 연구가 진행된 덕분에 그 효과를 인정받았지만, DHA를 지나치게 많이 섭취할 경우 노화를 촉진할 위험이 있다. 노빌레틴은 이 둘보다 신경세포 돌기를 늘리는 데 효과적이다. 앞으로 진행될 연구가 그 이유를 밝혀주리라 기대하고 있다.

노빌레틴은 신경세포 돌기 수를 늘릴 뿐 아니라 신경세포를 성숙하게 만드는 아데노신3인산ATP, Adenosine TriPhosphate (생물의 에너지 대사 활동에 중심 역할을 하는 분자구조—편집자) 생산을 촉진하는 것으로도 알려졌다. 또, 노빌레틴과 DHA를 함께 섭취하면 효과가 증폭되어 신경세포 돌기 수가 더 늘어난다. 1+1이 2가 아니라 3이 되는 것이나 마찬가지다. DHA가 풍부한 어패류와 노빌레틴이 풍부한 감귤을 동시에 먹으면 효과가 높아질 가능성이 있다.

노빌레틴에 의한 신경돌기 활성화

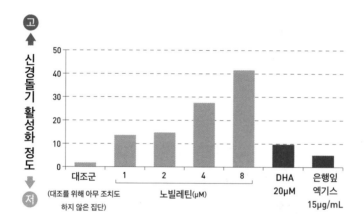

◆ 노빌레틴은 신경세포의 돌기를 늘리는 효과가 DHA나 은행잎보다 더 크다. 신경세포에 노빌레틴(1~8μM), DHA(20μM), 은행잎(15μg/ml)을 첨가한 후 비교했다. 대조군을 1로 했을 때의 상대치다.

(출처: 로토제약)

노빌레틴은 뇌 신경세포에 직접 작용한다

노빌레틴은 신경세포의 활동을 활발하게 한다. 물론 실험실의 효과가 몸속에서도 똑같이 나타날 수는 없을 것이다. 뇌에 혈액-뇌 장벽이 있어 PC12세포를 이용한 실험처럼 신경세포에 외부 물질이 곧바로 접근하지 못할 수도 있기 때문이다.

외부 물질로부터 신경세포를 보호하는 혈액–뇌 장벽 BBB, Blood-Brain Barrier은 혈액 속 유해 물질이 뇌 속으로 함부로 침투하지 못하도록 문지기 역할을 한다. 그렇지 않으면 뇌에 해로운 물질이 침입해 생명에 위협을 가하기 때문이다. 에너지원이 되는 포도당이나 아미노산은 이 장벽을 통과하지만, 고분자인 지질단백질(단백질과 지질이 결합한 것으로, 거대한 분자구조를 가져 고분자 물질이다—편집자)은 통과하기 어렵다. 카페인, 니코틴, 알코올은 이곳을 쉽게 통과하기 때문에 일단 장벽 안쪽으로 들어오기만 하면 신경세포에 직접 작용해 단번에 기분을 들뜨게 하거나 차분하게 가라앉힌다.

그렇다면 노빌레틴은 혈액-뇌 장벽을 통과할 수 있을까? 이 장벽을 본뜬 모형을 이용해 실험해보았다. 그 결과, 노빌레틴이 장벽을 자유롭게 넘나드는 것을 확인했다. 이 물질은 혈액-뇌 장벽을 순조롭게 통과해 쉽게 뇌로 이동하는 카페인과 비슷한 수준으로 수월하게 움직였다. 뇌 속까지 닿아 뇌의 신경세포에 접촉하는 노빌레틴은 신경세포 네트워크를 늘리도록 세포에 직접 작용해 중장년층의 인지 기능의 감퇴를 막는다.

노빌레틴의 기능은 이외에도 다양하다. 이 성분의 다른 효과를 입증한 논문에 따르면, 노빌레틴은 알츠하이머병 초기 단계에서 베타 아밀로이드가 축적되는 과정을 억제하고, 유

카페인과 비슷한 수준의 뇌 투과성

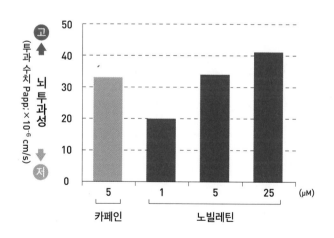

(출처: 로토제약)

해 산소에 의한 신경 독성 neurotoxicity(신경조직을 파괴하는 독성—편집자)을 억제한다. 두 신경세포가 접합하는 시냅스의 정보 전달 기능이 떨어지는 현상도 미리 방지하고, 시냅스를 통한 세포 간 교류를 활성화한다. 배뇨 장애를 개선하는 기능도 보고되었다. 고령자는 신체 기관이 노화해 배뇨 장애를 겪기 쉬운데 이런 불편을 개선해 생활의 질을 향상시킨다고 한다. 또 스트레스를 줄여 치매 진행을 늦추는 데 도움을 주기도 한다.

이처럼 다양한 효과가 있는 노빌레틴이지만, 임상 데이터를 지닌 카레의 쿠르쿠민과 달리 아직 임상 시험 데이터를 갖추지 못했다. 그래도 실험실에서만큼은 복합적인 기능이 입증되어 기대를 모으고 있다.

섭취량을 늘려야 할 식품과 줄여야 할 식품

03

다양하고 균형 잡힌 식사가 중요하다

치매 예방 효과를 기대할 수 있는 식품 성분으로 카레의 향신료(강황)에 함유된 쿠르쿠민과 감귤류에 함유된 노빌레틴을 알아보았다. 하지만 삼시 세끼 카레와 감귤만 먹는다고 치매를 막을 수 있는 것은 아니다. 치매를 예방하려면 단일 성분이나 영양소가 아닌 전반적인 식생활을 고려해야 한다. 그렇다면 어떤 식습관을 갖는 게 좋을까?

국립장수의료연구센터 오쓰카 레이 씨는 아이치현 주민들을 '다양한 종류의 식품을 섭취한 사람'과 '그렇지 않은 사람'으로 나눈 뒤 10년에 걸쳐 추적했다. 그 결과 이 두 그룹은 인지 기능에서 큰 차이가 났다. 다양한 식품을 섭취한 사람은 그렇지 않은 사람에 비해 인지 기능이 떨어질 위험이 44%나 낮았다. 엄밀하게 말하면 한 조사의 결과를 보편적인 사실이라고 확언할 수는 없다. 하지만 간단한 음식으로 끼니를 때우지 않고 되도록 여러 가지 식품으로 다양하게 식단을 구성하면 치매 예방에 도움이 된다는 것은 분명한 사실이다.

과연 어떤 식품이 효과가 있을까? 규슈대학은 후쿠오카현 히사야마초 주민을 대상으로 어떤 식품이 치매를 예방할 수 있는지 조사했다. 이곳은 대략 8,600명이 사는 작은 마을이지만, 나이와 직업 분포가 일본 전체 비율과 비슷하다는 점에서 다양한 역학조사의 대상이 되었다. 1988년부터 주민 약 1,000명을 대상으로 15년에 걸쳐 추적 조사를 실시했다. 그 결과 콩, 우유, 채소, 해조류를 많이 섭취한 사람의 치매 발병 위험도가 낮았다. 물론 이 식품을 다른 식품과 골고루 조합해 먹는 습관이 중요하다. 그리고 한 번에 많이 먹어봤자 아무 소용없다. 오랜 기간 매일 꾸준히 섭취해야 효과를 기대할 수 있다. 우유와 유제품의 경우 연구자들은 서구인 대상 조사에서 과다 섭취의 폐해를 지적하기도 한다. 우리는 서구인이 아니라서 대부분 지나치게 적게 섭취하고 있으므로 적극적으로 섭취해도 좋다.

다양한 식품을 섭취한 사람일수록 치매 위험도가 낮다.

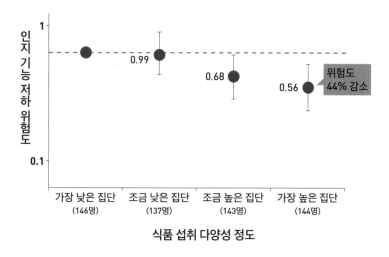

(출처: Geriatr Gerontol Int. 2017 Jun;17(6):937-944.)

치매 위험이 낮았던 사람이 많이 먹은 식품

- 콩, 콩제품(두유, 낫토, 두부 등)
- 우유 및 유제품(요구르트, 치즈 등)
- 녹황색 채소, 담색 채소(양배추, 당근, 배추, 상추, 양파 등)
- 해조류(미역, 다시마, 미역귀, 큰실말 등)

(출처: Am J Clin Nutr. 2013 May;97(5):1076-82.).

쌀과 술은 줄이는 게 좋다

히사야마초의 조사를 다시 정밀하게 분석했더니 치매를 예방하기 위해 섭취량을 '늘려야 할 식품'과 '줄여야 할 식품'이 있었다. 늘려야 할 식품들을 조합해 섭취한 사람은 그렇지 않은 사람에 비해 치매 발병 위험이 40% 낮은 것으로 나타났다. 늘려야 할 식품으로는 콩, 유제품, 녹황색 채소, 해조류 외에 과일, 생선, 감자, 달걀이 있다.

한편, 쌀과 술은 줄여야 한다는 결과가 나왔다. 쌀밥을 먹는 게 나쁘다는 의미가 결코 아니다. 지금까지 우리의 전통적인 밥상에서는 쌀밥의 양이 상대적으로 많아 다른 식품을 밥만큼 많이는 먹지 못했다. 그래서 결과적으로 영양소를 균형 있게 섭취할 수 없었다. 그러니 쌀밥을 적당히 먹고 반찬을 다양하게 먹는 것이 좋다.

술을 적당히 마시면 주변인과 소통을 원활하게 할 수 있다. 적정량이 얼마인지는 사람에 따라 다르다. 알코올 분해 효소 기능이 뛰어난 사람과 그렇지 않은 사람(술을 마시고 얼굴이 바로 빨개지는 사람, 또는 바로 속이 거북해지는 사람)이 있기 때문이다. 정종 한 홉(180ml), 맥주 한 병이 적당하다. 그 이상의 음주는 치매 위험을 높인다.

폴리페놀이 풍부한 레드와인은 동맥경화를 예방할 수 있다. 프랑스 보르도대학 연구팀에 따르면, 매일 레드와인을 서너 잔(250~500ml) 마신 사람은 그렇지 않은 사람에 비해 알츠하이머형 치매의 발병 위험이 4분의 1밖에 되지 않는다고 한다. 단, 매일 레드와인을 마신 사람이 치매 예방에 좋은 치

치매 예방으로 이어지는 식사

늘려야 할 식품	
• 녹황색 채소	0.40
• 우유·유제품	0.37
• 콩·콩제품	0.37
• 담색 채소	0.36
• 해조류	0.24
• 과일·과일주스	0.19
• 생선	0.17
• 감자	0.16
• 달걀	0.15

줄여야 할 식품	
• 쌀	-0.45
• 술	-0.17

◆ 규슈대학이 히사야마초를 대상으로 실시한 연구 결과를 참고해 치매 예방을 위해 늘려야 할 식품과 줄여야 할 식품을 정리했다. 각각의 수치는 식품이 몸에 긍정적인 영향을 미치는 정도를 나타낸다.

(출처: Am J Clin Nutr. 2013 May;97(5):1076-82.를 바탕으로 작성)

즈 등의 유제품과 올리브오일, 채소를 곁들인 식사를 했을 수도 있다. 이 연구는 알코올 분해 효소 작용이 뛰어난 프랑스인을 대상으로 했으므로 다른 나라 사람의 적정량은 더 적을지도 모른다. 건강에 좋을 것 같다는 생각 때문에 원래 술을 마시지 않는 사람이 무리해서 마실 필요는 없다.

폴리페놀의 효과

레드와인뿐만 아니라 대부분의 식물도 폴리페놀을 함유하고 있다. 폴리페놀은 쓴맛을 내는 성분과 특정 색소를 지닌다. 우리에게 잘 알려진 식물 중 녹차, 커피, 녹황색 채소, 우엉, 메밀이 폴리페놀 성분을 포함하고 있다.

연구자들은 폴리페놀의 종류에 따라 치매 예방 효과가 어떻게 달라지는지 살펴보고 있다. 지금까지 소개한 쿠르쿠민, 노빌레틴도 폴리페놀의 일종이다. 와인에 함유된 미리세틴, 홍차에 함유된 테아플라빈, 녹차에 함유된 에피갈로카테킨도 베타 아밀로이드 단백질의 응집을 막는다.

다음 표는 폴리페놀의 종류별 효능을 수치로 나타낸 것이다. 수치가 적을수록 치매 원인이 되는 단백질이 쌓이는 것을 저해하는 효능이 높다. 성분의 농도가 낮을 때도 농도가 높을 때처럼 똑같이 기능을 다한다는 뜻이기 때문이다. 대략 2 이하면 효과가 아주 큰 것이다. 어디까지나 임상 시험이 아닌, 실험실의 결과를 근거로 했으므로 우리 뇌에 실험의 세부적인 사항 하나하나를 그대로 적용하지는 못한다. 조만간 쿠르쿠민처럼 역학조사나 동물실험 연구 결과가 더해져 곧 노빌레틴의 작용이 상세히 밝혀질 것이다.

효과적인 건강 기능 식품 섭취법

폴리페놀 외에 치매 예방 효과가 있는 식품 성분으로 비타민C, 카로틴, 비타민E, DHA, EPA(오메가-3 지방산의 일종으로 필수적으로 식품을 통해 섭취해야 하는 영양소—편집자), 은행잎 성분 등이 주목받고 있다. 이 가운데 DHA와 은행잎은 판매할 때 그 효능을 표시해도 된다. 일본에서 두 성분은 "중장년층 인지 기능 유지에 효과가 있다"라는 표기가 허용된다.

이러한 성분은 영양제의 형태가 더 익숙하다. 특정 성분이 치매 예방에 좋다면 그 성분을 영양제로 섭취하는 방법이 효과적일 수도 있지만, 그것만으로 완전히 치매를 예방하거나

폴리페놀의 치매 원인 단백질 응집 저해 작용

폴리페놀의 종류	식품	베타 아밀로이드 단백질의 응집을 방해하는 최소 농도
쿠르쿠민	강황	1.7
델피니딘	가지	3
에피갈로카테킨	녹차	2
미리세틴	와인	0.9
테아플라빈	홍차	2

(출처: Biochemistry.2006;45(19):6085-6094.에서 일부 수정)

고칠 수는 없다. 보조적으로 활용한다는 생각으로 건강 기능 식품을 먹는 것에는 찬성한다. 특히 중장년층의 식사량은 전보다 감소해 식사만으로는 필요한 영양소의 양을 채우기 어렵기 때문이다.

단, 치매 예방을 목적으로 섭취할 때는 주의 사항이 있다. 먼저, 건강 기능 식품은 약품이 아니므로 확실한 효과를 기대할 필요는 없다. 정부 기관에 약품으로 승인을 받으려면 실험을 해야 하고 효용은 물론 부작용에 관한 확실한 데이터도 제출해야 하므로 방대한 시간과 어마어마한 개발 비용이 든다. 건강 기능 식품은 웬만큼 믿을 만한 데이터를 갖췄지만 약품만큼 돈과 시간이 들어가지 않은 제품이다. 건강 기능 식품이 약은 아니니 반드시 효과를 보는 것은 아니라는 생각을 가져야 한다.

발병 후에 건강 기능 식품을 먹으면 이미 늦다

지금까지 이야기한 운동이나 생활 습관은 치매를 예방할 수는 있어도 병 자체를 치료할 수는 없다. 베타 아밀로이드가 쌓이기 시작한 단계에서는 효과가 있어도 치매가 진행 중이라면 치료가 불가능하다. 이미 신경세포가 파괴되고 있다면 무슨 수를 써도 원래대로 돌아갈 수 없다. 치매 발병 전에는 식단 관리와 치매 예방을 돕는 영양소 섭취가 효과적이지만, 발병 이후에는 급하게 조치를 취해봤자 진행을 늦추는 정도의 효과밖에 얻지 못한다. 치매 치료가 가능하다며 건강 기능 식품 섭취를 빌미로 고액의 치료비를 챙기는 상술이 행해지는데, 사실상 아무런 근거가 없다.

치매 예방 효과를 기대하면서 건강 기능 식품을 지나치게 섭취하지는 말자. 예를 들면, 감귤을 한 번에 수십 개 먹기는 어려워도 영양제로는 간단하게 많은 양을 섭취할 수 있기 때문에 조심해야 한다. 영양제를 섭취하는 방법이 효율적이긴 하지만 과도하게 섭취하는 것은 좋지 않다. 노빌레틴이든 쿠르쿠민이든 과유불급이다. 적정량을 지키도록 하자.

5장

치매 예방 효과가 높은 운동은?

어떤 운동이
치매 예방에 좋을까?

일주일에 세 번 30분 걷기 운동이면 충분하다

운동을 활용한 치매 예방법은 효과적이다. 치매 예방을 위한 운동은 종류가 다양하고 그에 따른 효과도 천차만별이다. 치매 예방에 효과적이라고 확실히 입증된 운동은 유산소운동이다. 유산소운동이란 걷기, 조깅, 에어로빅처럼 약한 힘을 근육에 오랫동안 가하는 운동이다. 해외 논문에 따르면, 치매에 걸리지 않은 고령자 4,615명을 5년간 추적 조사해보니 걷기보다 좀 더 강도 높은 유산소운동을 일주일에 세 번 이상 한 사람은 그러지 않은 사람에 비해 경도인지장애와 알츠하이머형 치매의 발병 위험이 낮았다.

운동 습관과 치매 발병 위험

운동량이 적은 그룹	경도인지장애(MCI) 알츠하이머형 치매 인지 기능 저하 증상 **발병 위험이 낮아진다**	운동량이 많은 그룹
주 3회 이하 보행 이하 강도의 운동		주 3회 이상 보행 이상 강도의 운동

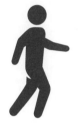 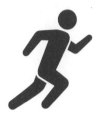

(출처: Arch Neurol. 2001;58(3): 498-504.)

유산소운동은 어떤 원리로 치매를 예방할까?

첫째, 유산소운동을 통해 근육이 자극되면 심박수가 증가하면서 뇌로 가는 혈류와 그 속에 든 산소량이 늘어난다. 혈류가 증가하면 뇌 속 베타 아밀로이드의 축적을 막을 수 있다. 둘째, 뇌유래신경영양인자BDNF라는 단백질이 생성된다. 나이가 들어도 신경세포 수는 그대로지만, 뇌유래신경영양인자를 자극해 활성화시키면 뇌의 신경세포 수와 네트워크 수가 늘어난다는 사실이 밝혀졌다. 즉, 유산소운동을 하면 고령자라도 뇌의 네트워크가 발달한다.

그렇다면 어느 정도로 열심히 운동을 해야 할까? 지금까지 운동에 취미가 없던 사람은 일단 일주일에 세 번 30분이라도 빨리 걸어보겠다는 목표를 세우자. 개를 키운다면 매일 아침 개를 산책시키면서 이 목표를 자연스럽게 달성할 수 있다. 개와 보조를 맞추다 보면 저절로 빠르게 걷는 습관이 생길 것이다.

치매 예방 효과를 기대할 수 있는 코그니사이즈

'코그니사이즈'는 몸을 움직이면서 뇌를 단련하는 유산소 운동이다. 내가 오래 근무했던 국립장수의료연구센터에서 이 운동법을 고안했다. 코그니사이즈라는 말은 인지 활동코그니션, cognition과 운동엑서사이즈, exercise을 합친 조어다. 예를 들면, 좌우로 발걸음을 옮기면서(유산소운동) 걸음 수가 3의 배수가 될 때 손바닥을 치는(인지 활동) 식이다. 단순히 몸의 움직임만을 극대화하는 것이 아니라 머리를 사용하는 것을 더해 몸과 머리 모두에 활력을 불어넣는 것이 목표다.

인지 활동으로 뇌세포 네트워크를 늘려 인지 예비능을 발

달시키면 치매 예방에 효과적이다. 따라서 머리를 사용해야
하는 과제는 반사적으로 쉽게 답할 수 있는 것이 아니라 멍
하니 있다가는 틀릴 만큼 어려워야 한다. 이 방법은 꽤 효과
가 있다. 실제로 치매 고위험군이라 불리는 경도인지장애 상
태인 집단이 코그니사이즈를 실시했더니 치매 발병 확률이
낮아졌다고 한다.

경도인지장애 진단을 받고 아무런 조치도 취하지 않으면
5년 만에 그 절반이 치매에 걸린다는 연구 보고도 있다. 하지
만 코그니사이즈 운동법을 실천하면 인지 기능이 자꾸만 뒤

코그니사이즈에 의한 인지 기능 개선

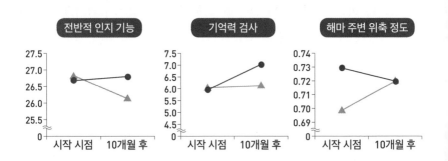

(출처: 국립장수의료연구센터)

치매 전문의도 실천하는 치매 예방법

처지는 현상을 막을 수 있다. 국립장수의료연구센터와 아이치현 오부시가 경도인지장애를 진단받은 고령자 308명을 대상으로 시행한 공동 연구에 따르면, 일주일에 한 번 90분 코그니사이즈를 10개월간 꾸준히 실시한 그룹은 그러지 않은 그룹과 비교했을 때 인지 기능 저하가 억제되어 기억력과 언어능력이 향상되었고 기억을 관장하는 해마도 위축되지 않았다(그래프 참고).

코그니사이즈, 따로 또 같이 즐기자

유산소운동과 인지 활동을 조합한 운동이라면 무엇이든 코그니사이즈가 된다. 이미 수많은 코그니사이즈 실천법이 나와 있는데, 그 가운데 집 안에서도 쉽게 따라할 수 있는 방법이 있다.

먼저 걸음을 옮기면서 계산을 하는 방법이다. "1, 2, 3, 4…" 하고 소리 내어 숫자를 세면서 일정한 리듬으로 발걸음을 옮긴다. 발을 옮겨 놓으면서 턱을 당기고 등 근육을 똑바로 편 채 팔을 크게 흔든다. 이때 넓적다리를 가능한 한 높이 올려야 한다. 무리하지 않는 범위에서 약간 숨이 찰 때까지

스텝 밟기 코그니사이즈

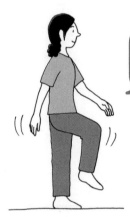

일정한 리듬으로 발걸음을 옮기면서 소리 내어 수를 센다.

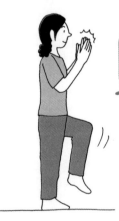

걸음 수가 3의 배수일 때 박수를 한 번 친다.

치매 전문의도 실천하는 치매 예방법

코그니 스텝

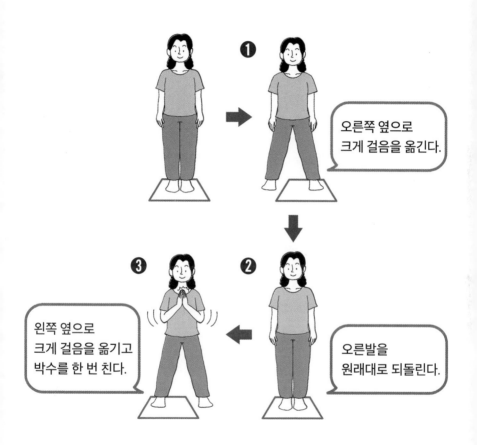

운동하는 게 알맞다. 그리고 3의 배수에 해당하는 걸음 수에서 소리를 내지 않고 손뼉을 쳐본다. 즉, 3, 6, 9…의 순서가 될 때마다 손뼉을 치는 시늉을 한다. 간단해 보여도 집중하지 않으면 순식간에 틀린다. 이 과정을 하루 30분, 일주일에 세 번 이상 반복하는 것을 추천한다. 3의 배수에 박수 치는 세트를 한 번도 틀리지 않고 거뜬히 성공한다면 3 이외의 배수가 올 때 추가로 박수를 쳐본다. 응용하려면 100에서 거꾸로 수를 세면서 3씩 뺄셈을 했을 때 박수를 치며 걸음을 옮기는 등 다양한 방법을 스스로 개발할 수도 있다.

'코그니 스텝'이라는 활동도 있다. 양발로 선 상태에서 1이라는 첫 번째 구호에 오른발을 오른쪽 옆으로 내밀고, 2라는 두 번째 구호에 오른발을 원래로 되돌린다. 3에 왼발을 왼쪽 옆으로 내밀고 4에 왼발을 원래로 되돌리는 것까지를 한 세트로 한다. 이것을 반복하면서 걸음 수가 3의 배수일 때 손바닥을 친다. 3의 배수에서 틀리지 않고 할 수 있다면 3의 배수인 걸음일 때 다른 수를 덧셈하거나 3 이외의 배수일 때 박수를 치는 식으로 응용한다.

혼자 하는 활동 말고 2인 이상이 할 수 있는 코그니사이즈 운동으로는 걸으면서 계산하기나 끝말잇기 같은 게임도 있다. 인터넷 동영상 사이트에서도 '코그니사이즈'로 검색해보

치매 전문의도 실천하는 치매 예방법

면 다양한 코그니사이즈의 예를 볼 수 있다. 가능하다면 지인이나 친구 등 여러 명이 모임을 만들어 운동하면 좋다. 함께 모이면 재미도 있고 꾸준히 할 수 있다.

국립장수의료연구센터에서는 참가자를 모집해 그들을 한자리에 모아 일주일에 한 번 코그니사이즈를 실시한다. 그곳에서는 맨 먼저 준비체조를 한 다음 각자 자기소개를 하고 격의 없는 분위기를 조성한 후 90분 동안 유산소운동과 코그니사이즈 운동을 한다. 그런 다음 마지막 활동인 정리운동으로 프로그램을 마무리한다.

치매인 수를 줄이려면

코그니사이즈 운동을 하면 경도인지장애를 진단받은 사람의 치매 발병을 2~3년 늦출 수 있다. 환자 개인에게 기쁜 일이기도 하고, 나라 전체의 치매인 수를 줄일 수도 있다. 국가 차원에서는 의료비와 사회보장예산이 줄어든다. 따라서 코그니사이즈를 전국적으로 보급하는 것이 중요하다. 코그니사이즈를 바이크에 적용한 코그니바이크도 개발되어 있다. 자전거 모양의 운동기구 페달을 밟으면서 화면으로 기억력이나 처리 능력, 공간 인지 능력을 높이는 과제를 수행한다. 이 운동은 사고력 활성화를 목표로 한다.

이미 치매에 걸린 사람이 유산소운동이나 코그니사이즈를 실시했을 때 어떤 효과가 있는지 연구하는 것이 미래의 과제다. 코그니사이즈가 경도인지장애를 진단받은 사람의 치매 발병을 늦추는 효과가 있다는 사실은 벌써 연구를 통해 밝혀졌다. 건강한 중년도 이 운동을 하면 치매 예방 효과를 얻을 수 있다. 하지만 이미 치매를 앓고 있는 사람에게 유산소운

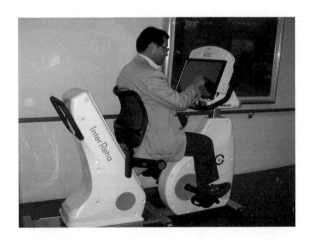

국립장수의료연구센터와 메이커가 공동 개발한
'코그니바이크'를 조작하는 저자의 모습이다.

치매 전문의도 실천하는 치매 예방법

동이나 코그니사이즈가 효과가 있는지에 관한 데이터는 아직 나오지 않았다. 어떤 운동을 하면 치매 치료에 진전이 있는지 연구를 통해 밝혀내는 것이 앞으로의 과제다.

최고의 치매 예방 운동은 사교댄스와 골프

사교댄스로 몸도 마음도 쌩쌩하게

유산소운동은 치매 예방에 효과적이지만 그저 유산소운동만 하는 것은 생각보다 힘들다. 이럴 때는 되도록 즐겁게 운동하되, 과하다 싶을 만큼 몸을 움직여본다. 몸을 격하게 움직이면 신경을 자극할 수 있다. 또한 진심으로 웃거나 마음이 설레면 신경전달물질인 베타 엔돌핀과 도파민, 옥시토신이 분비되어 뇌가 활발해진다.

이러한 관점에서 봤을 때 강력한 치매 예방법 두 가지가 있다. 하나는 사교댄스다. 1996년에 개봉한 〈쉘 위 댄스〉라는 영화를 보면 사교댄스가 일상의 활력소가 된다는 사실을 알 수 있다. 이 영화는 야쿠쇼 코지 주연의 일본 영화로, 2004년에 미국에서 리처드 기어 주연의 영화 〈쉘 위 댄스〉로 리메이크되었다. 그냥저냥 지낼만하지만 삶에 무료함을 느끼던 중년 남성이 댄스 교실의 젊은 선생님을 보고 춤을 배우기 시작한다. 춤을 배우면서 활기를 되찾고 주위 사람들과 돈독한 유대 관계를 쌓는다는 내용이다. 나는 춤을 통해 활발하게 사회 활동을 할 수 있다는 점이 치매 예방에 도움이 된다고 생각한다.

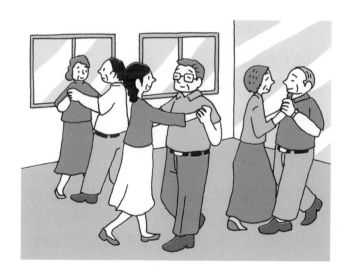

사교댄스로 치매 예방 효과를 기대할 수 있다.

실제로 사교댄스가 치매를 예방한다는 것을 입증한 논문도 있다. 아무것도 하지 않는 사람의 치매 발병 위험이 1이라면, 사교댄스를 추는 사람의 발병 위험은 4분의 1로 줄었다. 걷기나 독서를 하는 사람과 비교했을 때는 절반 이하의 수치였고, 악기 연주나 보드게임을 하는 사람과 비교해도 위험률이 낮

여가 활동과 치매 발병 위험 감소

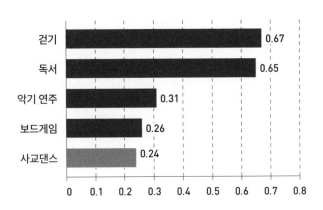

◆ 75세 이상의 고령자 469명을 대상으로 한 검사이다. 아무것도 하지 않은 사람에 비해 걷기를 한 사람의 치매 발병 위험은 0.67로 줄었고, 사교댄스를 하는 사람의 위험은 0.24까지 떨어졌다.

(출처: NEngl J Med 2003;348:2508-2516)

왔다. 실제로 내가 사는 나고야에서는 사고력을 활용한 사교 댄스로 치매 예방 효과를 시험하는 모임이 있을 정도다.

설레는 두뇌가 젊음을 유지한다

어째서 사교댄스가 큰 효과를 가질까? 일단 사교댄스도 음악에 맞춰 몸을 움직이니 유산소운동에 속한다. 심폐기능 이나 하반신 근력이 단련되어 치매 원인이 되는 허약 상태도 방지할 수 있다. 게다가 사교댄스 스텝은 꽤 복잡하다. 음악 에 맞춰 스텝을 기억하는 것은 인지 기능 훈련 그 자체다. 머 리를 쓰면서 유산소운동을 한다는 점이 '코그니사이즈'라는 운동의 조건과 완벽하게 부합한다.

무엇보다 사교댄스에서 빠트릴 수 없는 것은 이성과의 접 촉이다. 스킨십 덕분에 고령자에게도 설레는 감정이 생긴다. 뿐만 아니라 동작을 틀리지 않았을 때 성취감을 느낄 수 있 고 춤추는 내 모습을 남이 본다는 사실을 의식할 수도 있다. 따라서 사교댄스는 치매 예방에 효과적이다. 흥미롭게도 다 른 사람들처럼 중증 치매인도 춤을 출 수 있다. 여러 연구에 따르면, 춤은 치매 고위험군인 경도인지장애를 진단받은 사람에게도 효과를 나타냈다. 그러므로 치매의 악화를 사교댄스가 억제하는 현상을 기대해도 되지 않을까.

골프도 치매 예방에 효과적이다

사교댄스와 함께 추천하고 싶은 운동은 골프다. 골프의 장점은 많이 걸을 수 있다는 것이다. 골프공을 능숙하게 조준하는 사람은 골프 코스만 다 돌아도 하루 1만 보를 걸을 수 있고, 조준이 별로 정확하지 않다면 공이 여기저기 날아다녀 1만 5,000보도 걸을 수 있다. 평소에는 웬만하면 1만 5,000보씩이나 걷기는 힘들다. 그러니 골프를 치면 게임도 즐기고 유산소운동도 거뜬히 할 수 있다. 골프를 치면서 전신의 근육을 단련할 수도 있다. 골프공을 치는 자세인 스윙으로 상반신 근육을 단련하고 걷기 운동으로 하반신 근육을 단련하는 식이다.

골프를 하면 몸도 움직일 수 있고 머리도 쓸 수 있다. 점수를 계산하고 바람의 방향이나 코스 형태에 따라 공을 어떻게 칠지 생각해야 한다. 운동하면서 인지 기능을 계발한다는 면에서 골프도 넓게 보면 코그니사이즈다. 게다가 골프를 같이 칠 멤버가 필요하므로 사회 활동도 함께 수행할 수 있다. 골프는 야외 스포츠이므로 치매 위험 요인인 은둔형 외톨이 생활 습관에서 벗어날 수 있다는 장점도 지닌다.

골프도 일종의 경기이기에 승부욕이 필요하다는 점도 간과할 수 없다. 다른 사람을 이기고 싶다는 욕심, 골프 경기에서 한 라운드를 자신의 나이 이하의 점수로 마치는 '에이지 슈트'를 하고 싶다는 목표, 가능하면 홀인원도 하고 싶다는 승부 근성이 심리적으로 치매 예방에 도움이 된다. 공 조준이 서투르면 많이 걸을 수 있어 건강에는 좋을지 몰라도, 걸음을 많이 걷자고 실력을 낮춰 상대에게 지고 싶어 하는 사

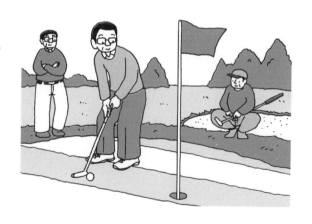

골프도 코그니사이즈와 비슷한 치매 예방 효과가 있다.

람은 없을 것이다.

골프는 70대 나이에도 충분히 즐길 수 있는 스포츠다. 나이가 좀 더 많다면 게이트볼이나 보치아도 괜찮다. 게이트볼은 5인으로 이루어진 팀끼리 공을 스틱으로 쳐 승부를 가르는 게임이다. 보치아는 유럽에서 중증 뇌성마비 환자를 위해 고안한 스포츠로, 공을 던지거나 굴려서 누가 더 목표에 가까워졌는지 겨룬다.

"지겹다"라는 말을 꺼냈다면 주의하자

골프를 치고 게이트볼 경기에 참가해도 치매 발병 전후에 그만둘 확률이 높다. 인지 능력이 떨어져 생각만큼 몸이 따라주지 않거나 점수 계산이 어려워지기 때문이다. 특히 주위 사람과 비교해 열등감을 느끼고 "귀찮다", "지겹다"라는 변명을 하며 그만둘 때가 많다. 이런 현상이 바로 치매 위험 신호일 수 있다. 이 경우 가족이나 친구 등 주위 사람이 꼭 주의 깊게 지켜봐주어야 한다.

6장

이웃과의 유대가
치매를 예방한다

고독한 사람은
치매 위험이 높다

퇴직한 고령의 1인 가구는 치매 위험이 높다

'치매의 아홉 가지 위험 요인'에는 사회적 고립 상태도 포함된다. 65세 이상 노년층에게 사회적 고립은 치명적이다. 사회적 고립 상태인 집단이 그렇지 않은 집단보다 치매 발병 상대 위험이 1.6배나 높다. 사회적 고립이란, 말 그대로 주위 사람과 교류하지 않는 상태다. 특히 고령의 1인 가구 남성이 사회적으로 고립되기 쉬운데, 나의 환자 중에도 며칠씩이나 누구와도 이야기하지 않는 남성이 있었다.

사회적 고립 상태가 되면 사람들과 대화를 나누는 시간이 부족해진다. 말을 적게 하면 적게 할수록 신경세포의 교류가 적어져 뇌세포 간 교류가 단절된다. 장시간 말하지 않고 가만히 있으면 사용하지 않는 신경세포의 네트워크는 소멸한다. 사회적으로 고립되어 타인과 대화하지 않는 것 자체가 치매 위험 요인이다. 세계보건기구의 치매 가이드라인에도 "치매 예방이 아니더라도 전 생애를 통해 사회와의 교류가 필요하다"라는 내용이 나온다.

물론 텔레비전을 보는 것만으로도 뇌는 활동하지만, 일방적으로 정보를 받아들일 뿐이다. 이 정도로는 뇌가 활발해지지 않는다. 텔레비전에서 본 내용을 함께 이야기할 상대가 있다면 좋겠지만, 1인 가구인 데다가 집에만 꼼짝 않고 있는 사람에게는 불가능한 일이다.

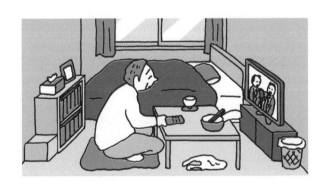

혼자 사는 노인은 주의해야 한다.

수치 해석 자료를 통해 사회적 고립 상태의 위험을 부각한 연구도 있다. 스웨덴의 카롤린스카연구소가 스톡홀름에 사는 75세 이상 고령자 1,203명을 3년간 추적한 연구였다. 이 연구에서 가족이나 친구가 많고 사회적 접촉이 잦은 사람에 비해 사회적 접촉 빈도가 낮은 사람의 치매 발병률이 약 8배 정도 높게 나타났다. 사람을 적게 만날수록 치매 발병률이 높은 것이다. 사회적 접촉 정도를 4단계로 나누고 최대 접촉 그룹과 최소 접촉 그룹을 비교한 결과, 아래 그래프처럼 큰

사회적 교류의 빈도와 치매 발병

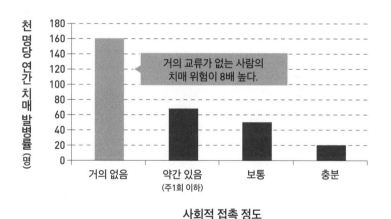

(출처: Lancet. 2000 Apr 15;355(9212):1315-9.)

차이가 나타났다. 이를 통해 사회적 고립은 심각한 치매 위험 요인이라는 사실을 알 수 있다.

1인 가구도 지역에 융화되도록 힘쓰자

1인 가구는 사회적으로 고립될 가능성이 있다. 같은 1인 가구라도 내향적인 사람이 사회적으로 고립될 가능성이 높기도 하다. 1인 가구의 사회적 고립에는 다양한 이유가 있겠지만, 퇴직할 때까지 일만 했던 사람은 인간관계가 대부분 직장에 국한되어 있다. 퇴직 후에는 회사 동료와의 교류도 줄고, 새삼스레 갑자기 이웃과 사귀는 것도 웬만해선 어렵다.

특히 회사에서 사회적 지위가 높았던 사람일수록 자신에 대한 자부심이 커서 도움받는 것을 꺼려 소통하는 데 걸림돌이 된다. 복지 상담과 지원을 맡은 지역 담당자가 방문해도 "나는 잘 지낸다"라고 말하며 교류를 거부하는 고령 1인 가구가 있다. 일본에서는 교류를 거부하는 1인 가구 중 고령의 남성이 적지 않다. 담당자라고 해도 강제로 개입하기 어려워 멀리서 지켜볼 수밖에 없다. 노인주간보호센터day care에서 다른 사람과 어울리지 못하고 고립되는 사람 중에도 이런 유형이 있다.

그렇다면 어떻게 이 문제를 해결할 수 있을까? 애초에 혼자가 되는 문제는 이혼이나 사별과 관련 있다. 이혼과 사별은 예방할 수 없다. 재혼을 통해 누군가와 함께 생활하는 게 좋지만, 함께 살아갈 사람을 찾는 것이 쉬운 일은 아니다. 그러니 혼자 살더라도 친구를 만들고 지역 사회에 융화되도록 힘써야 한다. 동창회에 나가고, 취미 모임에 등록하고, 이웃과 함께하는 자리에 얼굴을 비추고, 주민 회의에 참석하는 등 다양한 사회 활동을 하면 된다.

이웃과 인사하는 것부터 시작하자

갑자기 이웃과 가깝게 지내려면 왠지 쑥스러워진다. 지금까지 얼굴도 모르고 지냈는데 불쑥 친해지려고 하니 어려울 만도 하다. 그럴 때는 먼저 인사부터 건네보자. 같은 동네 사람이나 아파트 주민을 만나면 "안녕하세요"라며 인사만 주고받아도 좋다. 그러다 보면 "오늘 날씨 좋죠!"와 같은 짧은 대화가 오가는 순간이 온다. 이런 대화가 반복되면 점점 이야기하는 시간이 길어지고 사회적 고립을 막는다. 지역사회 활동처럼 거창한 생각은 접어두고 실천하기 쉬운 것부터 시작해보자. 만일 아직 퇴직 전인 데다 이웃과 전혀 교류가 없다면 퇴직 후가 심히 걱정될 것이다. 지금부터라도 평소에 이웃과 마주치면 적어도 인사는 나누도록 하자.

대화의 중요성은 오이타현, 오이타대학, 우스키시, 일본 회사 TDK가 공동 연구 결과로 증명했다. 2015년부터 40~90대 약 1,000명에게 1년에 네 번씩 일주일 동안 밴드형 센서를 부착하게 하고 그들의 생활을 관찰했다. 센서로 걸음 수, 수면 시간, 대화 시간, 맥박, 자외선 양 등 건강 관련 열 개 항목의 데이터를 측정했다. 그 결과, 하루 약 3,300보 이상 걷고 적당히 대화하고 충분히 자는 생활 습관이 치매 예방에 효과적이었다. 대화 시간은 1시간 20분에서 5시간 21분 사이가 적당했다. 그 이상 말하면 하루에 할당된 운동량이 줄어들어 바람직하지 않다. 그렇게까지 말을 많이 할 필요는 없지만, 되도록 매일 최소 1시간은 누군가와 이야기하도록 하자.

일본에서는 고령자 1인 가구의 건강 위기를 최근에 들어서야 알아차렸지만, 이미 다양한 대책을 마련해놓은 나라도 있다. 호주에는 혼자 사는 남성의 집에 개를 두는 활동을 하는 비영리 민간단체가 있다. 개를 돌보는 활동이 혼자 있는 시간에 활기를 더한다. 매일 산책이 필수적인 일과가 되어 규칙적인 생활을 할 수도 있다. 산책 중 개를 데리고 나온 사람끼리 만나면 개를 주제로 대화도 할 수 있으니 여러모로 장점이 많은 방법이다. 영국에서도 사회적 고립에 주목해 2018년 1월에는 '사회적 고독 담당 부서 Minister for Loneliness'를 설치했다.

주위 사람의 돌봄도 중요하다

치매는 조기 진단과 조기 대응이 꼭 필요한데, 가족이 없는 1인 가구의 경우 주위 사람이 이상행동을 눈치채고 치매 위험을 관리해주어야 한다. 이를테면, 다음과 같은 행동이 보이면 치매 가능성이 있다.

복장의 불균형: 한여름에 코트를 껴입거나 한겨울에 여름옷을 입고 돌아다닌다.

사회적으로 문제 있는 행동을 한다: 반복적으로 남의 물건을 훔친다.

집이 쓰레기장처럼 변한다: 분리 배출을 하지 못해 쓰레기 버리는 일을 귀찮아한다. 쓰레기로 가득 찬 집으로 문제를 일으킨 사람의 약 60%가 치매인이라는 보고도 있다.

자기 스스로 학대한다: 스스로 청결을 유지하려 하지 않고 식사를 제대로 챙겨 먹지 않는다. 필요한 약을 복용하지 않는 경우도 있다. 이런 사람의 약 60%가 치매라고 한다.

치매를 판단하는 평가 기준으로는 다스크 21 DASC-21이라는 21개 항목의 체크리스트를 이용한다(한국에는 인지선별검사CIST가 있다—편집자). 이 검사는 일본 도쿄건강장수의료센터연구소가 고안한 자가 진단지로, 전문의가 고령자의 치매 여부를 검진하기 위한 체크리스트다. 혹시 가족이나 자신에게 치매가 있는지 의심이 들 때 활용할 수 있다. "혼자 쇼핑을 할 수 있는가?", "자신의 생년월일을 잊은 적이 있는가?" 등의 ADL과 IADL 질문이 있는데(ADL은 일상생활 동작을 의미하고 IADL은 일상생활 동작보다 좀 더 복잡한 응용된 동작을 가리킨다—편집자), 평소 일상생활을 되돌아보고 불편했던 때가 없었다면 1점, 불편했던 때가 있었다면 정도에 따라 2~4점을 매긴다. 21점이면 치매와 관련 없고, 31점 이상이면 치매가 의심된다.

다스크21의 체크리스트

		항상 그렇다	대체로 그렇다	그렇지 않다	전혀 그렇지 않다	평가 항목	
A	건망증 증상이 없다.	1	2	3	4	도입 질문 (채점하지 않음)	
B	1년 전과 비교해 건망증이 심하지 않다.	1	2	3	4		
1	지갑이나 열쇠 등을 둔 장소를 기억한다.	1	2	3	4	기억	단기 기억
2	5분 전에 들은 이야기가 생각난다.	1	2	3	4		
3	자신의 생년월일을 항상 알고 있다.	1	2	3	4		장기 기억
4	오늘 날짜를 잊어버린 적은 없다.	1	2	3	4	지남력*	시간
5	자기가 있는 곳이 어딘지 항상 알고 있다.	1	2	3	4		장소
6	길을 헤매 집에 돌아가지 못했던 적은 없다.	1	2	3	4		길 순서
7	전기, 수도, 가스가 멈췄을 때 적절하게 대처하는가?	1	2	3	4	문제 해결 판단력	문제 해결
8	하루의 계획을 스스로 세울 수 있는가?	1	2	3	4		
9	계절이나 상황에 맞는 옷을 스스로 선택하는가?	1	2	3	4		사회적 판단력
10	혼자서 쇼핑할 수 있는가?	1	2	3	4	가정 밖의 IADL	쇼핑
11	버스, 전철, 자가용을 혼자 이용해 외출하는가?	1	2	3	4		교통기관
12	은행 업무를 혼자서 볼 수 있는가?	1	2	3	4		금전 관리
13	전화를 걸 수 있는가?	1	2	3	4	가정 안의 IADL	전화
14	스스로 식사 준비를 할 수 있는가?	1	2	3	4		식사 기준
15	스스로 약을 정해진 대로 먹을 수 있는가?	1	2	3	4		복약 관리
16	혼자서 목욕할 수 있는가?	1	2	3	4	신체적 IADL ①	입욕
17	혼자서 옷을 갈아입을 수 있는가?	1	2	3	4		옷 갈아입기
18	화장실을 혼자서 사용할 수 있는가?	1	2	3	4		배설
19	스스로 몸가짐을 정돈할 수 있는가?	1	2	3	4	신체적 ADL ②	미용
20	식사는 혼자서 할 수 있는가?	1	2	3	4		식사
21	집 안에서 혼자서 이동할 수 있는가?	1	2	3	4		이동

(출처: http://dasc.jp/about/download)

---

* 지남력 / 자신이 시간적·공간적·사회적으로 어떤 위치에 있는지 의식하는 능력

노래방, 마작, 옛이야기, 친구와의 소통

노래를 부르면 노화를 방지할 수 있다

치매 예방을 위해 65세 이상 노년층은 사회적 고립 상태에서 벗어나야 한다. 이들이 일상생활에서 실천할 수 있는 사회적 고립 예방책이 있다. 이웃과 교류하거나 친구와 대화를 나누며 고독에서 벗어날 수 있다. 가장 효과적인 방법은 사람들과 함께 오락을 즐기거나 봉사 활동을 하며 의사소통하는 것이다. 부담 없이 즐기면서 치매 예방 효과를 얻을 수 있는 오락으로는 노래 부르기가 있다. 노래방에 가면 무엇보다 스트레스가 해소된다. 누구나 큰 소리로 노래를 부르고 나서 기분이 나아진 경험이 있을 것이다. 불안하고 우울한 기분을 해소하면 치매 위험이 감소한다.

원래 음악은 뇌파나 혈압, 맥박에 긍정적인 변화를 일으키고 신체의 통증을 완화하는 효과가 있는데, 한국과 일본에서도 피아노에 맞춰 노래하는 것과 같은 음악 치료를 실시하고 있다. 음악 치료는 치매와 함께 나타나는 배회, 불안, 초조, 무기력과 같은 부정적인 행동·심리 상태BPSD 개선에 효과적이다. 미에대학 사토 마사유키 교수에 따르면, 치매인이 음악에 맞춰 몸을 움직인 뒤 인지 기능 검사 결과가 좋아졌다고 한다.

노래를 부를 때 성대에서 소리를 내면서 목에 있는 발성 관련 근육을 단련할 수 있다. 이 과정은 음식물이 호흡기관으로 들어가는 것을 막는 연하 운동에 도움을 주기도 해 오연(음식물을 잘못 삼키는 현상—편집자)을 막는다. 오연성 폐렴은 음식이나 침에 함유된 세균이 폐로 들어와 생기는데, 특히 고령자에게 치명적인 병이다. 노래 부르기와 같은 음악 치료가 건강 유지를 위해 필요한 이유다.

함께 노래 부르기의 효과

운동이나 식단 관리에 비하면 노래 부르기에 의한 치매 위험 감소 효과는 눈에 띄지 않을지도 모르지만, 노래를 부르면 좋은 점이 꽤 많다. 남들 앞에서 노래를 부르면 당연히 시선을 의식하게 된다. 다른 사람의 시선을 의식해 몸을 단장하고 복장에 신경을 쓰는 것도 치매 예방 요소다. 노래를 부르며 옛 추억을 떠올리는 것도 치매 예방으로 이어진다. 나중에 소개할 '회상법'과도 관련이 있다.

최근 일본에는 카페에서 노래를 부르는 '노래방 카페'라는 것도 생겼다. 카페에서 노래하면 자연스럽게 타인과 유대

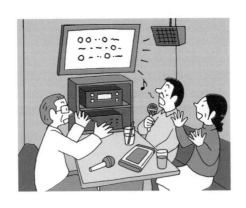

노래 부르기는 건강 관리에 도움이 된다.

치매 전문의도 실천하는 치매 예방법

가 형성된다. 노래방 카페가 활성화된 곳은 일본의 가고시마현이 대표적이다. 가고시마현은 일본에서 가장 노래방 카페가 많은 곳이다. 카페에 모이는 가고시마현의 고령자는 옛날 노래를 부르면서 치매를 예방한다. 가고시마현의 건강 유지법은 이뿐만이 아니다. 인구당 대중탕 수는 일본에서 두 번째로 많고 전국 평균의 6배다. 화산 지대라서 대중탕의 90%가 온천이다. 온천수를 풍부하게 함유한 대중탕이 고령자의 사교장 역할을 한다. 아침부터 목욕을 즐기며 시간을 보내는 것도 고령자의 건강에 좋다.

마작과 보드게임도 뇌의 활동을 활발하게 한다

게임에도 치매 예방 효과가 있다. 특히 마작, 오셀로, 바둑, 장기와 같이 머리를 쓰는 게임을 추천한다. 이런 게임은 사고력과 집중력이 필요해 뇌를 활성화하는 효과가 있을뿐더러 여럿이 모여 즐길 수 있다는 장점이 있다. 똑같이 머리를 사용하는 게임이라도 혼자 하는 것보다 여러 명이 왁자지껄 교류하며 즐기면 치매 예방 효과가 높다.

일본 후쿠이현 오바마시에는 지역 비영리 민간단체 법인

이 개발한 '오바마작'이라는 고령자 대상의 건강 마작이 있다. 건강 마작인 만큼 '내기를 걸지 않는다, 밤을 새우지 않는다, 담배를 피우지 않는다'라는 규칙을 마련했다. 또, 편백나무로 보통 크기의 3배인 마작 패와 판을 만들어 쓰고 8명 혹은 12명이 4개의 팀으로 나누어 진행한다. 패와 판의 크기가 커서 이 가운데 하나를 조금이라도 옮기려면 몸을 움직여야 한다. 머리와 몸을 함께 쓰니 인지 능력과 운동 능력을 동시에 높이는 코그니사이즈 운동도 할 수 있다. 게다가 마작처럼 혼자 할 수 없는 게임은 다른 사람들과 함께하는 효과적인 사회 활동이 될 수 있다.

미국에서는 치매 예방에 '인생게임'이라는 보드게임을 활

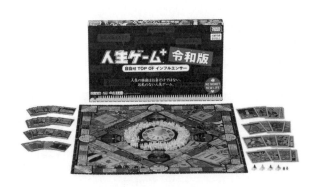

일본에서도 총 1,000만 개가 판매된 '인생 게임'

용한다고 한다. 1960년대부터 유행해 일본에서도 지금까지 약 1,000만 개가 판매된 스테디셀러다. 역시 여럿이 모여 사고력을 활용할 뿐만 아니라 게임을 하면서 자신의 인생을 돌아본다.

봉사 활동은 부담이 없어야 한다

회사를 퇴직하면 사회와의 접점이 줄어들어 혼자만의 공간에 고립되기 쉽다. 회사를 그만두더라도 지역에 도움을 주거나 봉사 활동에 참여하면서 새로운 일이나 역할을 찾을 수 있다면, 10년 후나 20년 후 치매 발병 위험도가 감소한다. 봉사 활동을 거창하게 생각할 필요는 없다. 자신에게 친숙한 일 또는 아주 사소한 일부터 시작해도 괜찮다.

이를테면, 옆집 할머니를 돌봐주거나 이웃의 안부를 종종 확인하는 정도부터 시작해보자. 동창회 임원을 맡는 게 부담스럽다면 더 작은 모임의 연락을 담당하는 것으로도 충분하다. 대단한 봉사가 아니라도 누군가를 위해 조금이나마 도움이 되었으면 좋겠다는 생각으로 실천하되, 무리하지 않아야 한다. 사회와 유대를 이어간다는 점에서 봉사 활동은 자신을 위한 행위이기도 하다.

옛날을 회상하는 것은 소극적 행위가 아니다

나이가 들면 최근 일은 잘 잊어버려도 옛날 일은 오히려
선명하게 떠오를 때가 많다. 노인들이 모임에 나가 추억을
이야기하거나 젊은 사람에게 옛날이야기를 하는 모습이 어
쩌면 현실을 외면하는 소극적 행위처럼 보일 수도 있다. 하
지만 옛날을 떠올리는 것은 절대 소극적 행위가 아니다. 과
거를 돌아보는 행위는 잊었던 기억을 떠올려 뇌의 전전두엽
을 활성화한다. 전전두엽은 기억이나 학습, 소통 능력 같은
고차원적 기능을 관장한다. 이 전전두엽을 단련하면 인지 기
능이 개선된다. 동물실험을 통해서도 확인할 수 있는데, 뇌
의 인지 기능은 인간다운 삶을 위해서도 꼭 필요하며 치매
예방에도 중요하다.

'회상법'은 이런 사고 방식을 기반으로 개발한 심리 요법
이다. 사진이나 도구를 활용해 과거로 기억을 되돌림으로
써 현재와 미래에 대한 목표와 꿈을 되새겨보게 한다. 회상
법은 나의 은사인 미국의 정신과 의사 로버트 버틀러 박사가

1969년에 창안했다. 버틀러 박사는 고령자가 옛날을 그리워하는 것은 절대 소극적 행위가 아니라 노년기를 건강하게 보내기 위한 적극적 행위라고 주장했다. 실제로 회상법으로 치매 진행을 어느 정도 늦출 수 있다는 연구 결과도 나와 있다.

회상법은 가족이나 친구와 함께 해볼 수 있다. 가장 간단하게는 사진을 사용한다. 예를 들어, 자신의 부모님을 상대로 한다면 옛날 사진을 열 장 정도 골라 보여주며 "어릴 적엔 어떤 놀이를 하며 보냈나요?", "옛날 집 주변에는 어떤 사람들이 살았어요?", "학생 시절 이야기 좀 해주세요"라고 말을 걸어본다. 실제로 옛날에 살았던 집 주변, 예전에 다녔던 학교, 추억의 여행지, 젊었을 때 쇼핑하러 갔던 백화점에 함께 가보는 것도 좋은 방법이다. 단순히 이야기하는 것만으로는 떠오르지 않았던 기억을 끌어낼 수도 있다.

지역 회상법 사례

회상법은 이미 치매가 진행된 환자를 대상으로 병의 악화를 막기 위해 개발한 치료법이다. 나는 이 방법이 치매 예방에도 효과적이라고 판단해 기타나고야시 쇼와일상박물관과 함께 '지역 회상법'을 개발했다. 지역 회상법의 적용 대상은 치매인이 아닌 일반 고령자다. 2002년에는 일본 최초로 아이치현 기타나고야시에 회상법 센터를 설립했다. 장소는 에도시대 고택으로, 일본의 국가 유형 문화재로 등록된 구 가토가 가옥이다. 이곳은 역사 자료를 전시해놓은 쇼와일상박물관과 연계해 활용할 수 있다. 박물관은 쇼와시대(1926~1989년)의 생활사를 엿볼 수 있는 용품 수십만 점을 소장하고 있다.

여기서 열리는 회상법 스쿨에는 열 명 정도의 그룹이 정기적으로 모여 옛 추억을 나눈다. 비슷한 체험을 공유하는 사람들이기에 두세 번만 만나도 친밀한 관계가 형성된다. 스쿨

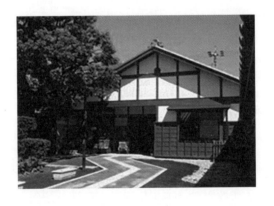

기타나고야시 회상법 센터

종료 후에도 각 그룹이 모여 계절 행사를 즐기거나, 노래를 부르거나, 뭔가를 함께 만들며 지역 모임으로 성장한다. 회상법 스쿨을 계기로 각 멤버의 사회 참여가 활발해졌고 지역 치매 예방 활동도 활기를 띠었다. 이로써 세대 간 교류가 활발해지는 선순환을 만들었다. 실제로 회상법 스쿨에 참여해 인지 기능 저하를 막을 수 있었다는 연구 결과도 나왔다.

영상 자료 활용 사례

회상법의 업그레이드 버전으로 'NHK 아카이브 회상법'이 있다. 일본 방송국 NHK가 보존하고 있는 옛날 영상을 활용한다. 'NHK 아카이브스 회상법 라이브러리'라는 홈페이지에서는 옛날에 쓰던 물건과 옛날 집의 영상을 볼 수 있다. 특히 '옛날 집 360'은 컴퓨터나 스마트폰 사용자를 위한 프로그램인데, 화면의 시선 각도를 360도 맘껏 조절할 수 있어 자유로운 체험이 가능하다. 당시의 가옥이나 마을 풍경이 마치 눈앞에 펼쳐지듯 사실적으로 재현된다. NHK에서는 방대한 저장 공간을 활용해 제작한 '회상법 라이브러리' DVD를 전국 1만 곳 이상 고령자 관련 시설에 대여하고 있다.

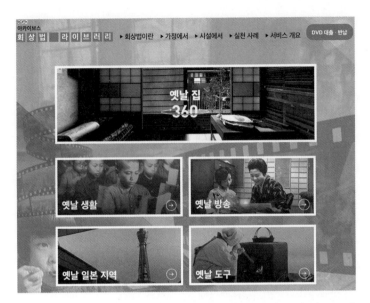

(출처: http://www.nhk.or.jp/archives/kaisou/)

NHK 아카이브스 회상법 라이브러리

치매 전문의도 실천하는 치매 예방법

치매 증상이 나타나면
어디에서 상담할까?

건망증이 잦아지면 정신과나 치매센터를 찾자

누구나 치매에 걸릴 수 있다. 나 자신과 가족도 치매와 무관하지 않다. 만일 자신이나 가족에게 치매가 의심되는 증상이 나타났을 때 어떻게 대처해야 하는지, 어떤 지원을 받을 수 있는지 살펴보자. 실제로 증상이 나타났을 때 당황하지 않도록 미리 알아둘 필요가 있다. 제대로 대처하면 그만큼 일찍 진행을 막을 수 있어 진단 이후의 부담이 줄어든다.

치매 바로 전 단계인 경도인지장애에 관해서는 이미 앞에서 소개했다. 경도인지장애는 치매와 크게 다르다. 빈번한 건망증과 같은 기억장애를 본인이나 가족이 인지하지만 일상생활에는 지장이 없다. 자동차도 운전할 수 있고 요리도 만들 수 있을뿐더러 돌봄도 필요하지 않다.

스스로 '나이를 먹어서 생기는 건망증의 수준을 넘어 조금 걱정될 정도'라고 느낀다면 빨리 전문의와 상담해야 한다. 가족이 그렇게 느껴도 마찬가지다. 50~60대인데 치매가 걱정된다면 치매 검사를 받는 방법도 있다. 전문의와 상담하려면 건망증이나 치매를 전문적으로 진찰하는 병원을 방문하면 된다. 인터넷에 검색하면 치매 검사가 가능한 전국의 치매센터를 찾을 수 있다.

처음에는 문진표나 신경 심리검사를 통해 경도인지장애 여부를 판단한다. 경도인지장애는 아직 치매가 아니라 이른바 치매 고위험군이기 때문에 이 시기에는 병이 더 악화하지 않게 생활 습관을 바꾸는 것이 중요하다. 치매 정밀 검사는 여러 가지가 있다. 기본적으로 아밀로이드 PET 검사를 실시한다. 이 검사는 PET 진료용 방사성 약을 정맥에 주사해 알츠하이머병의 원인이 되는 베타 아밀로이드의 축적 여부를 조사한다. 검사 기관에 따라 타우 PET 검사, 뇌혈류 검사를 추가로 받을 수도 있다. 단, 일본에서는 보험이 적용되지 않아 비용은 30~50만 엔 정도로 고가다. 저렴하게 검사 받을 수 있는 의료 기관도 있지만, 대부분 일반 뇌 검사인 MRI ^{자기}

공명영상법나 CT 컴퓨터단층촬영 정도이다. 그것만으로는 알츠하이머 병의 진행 상태를 알 수 없으므로 주의하자.

치매 정밀 검사는 고가이기는 하지만, 많은 직원을 둔 기업의 50~60대 사장이라면 받을 가치가 있다고 생각한다. 건강상의 이유로 거래처 업무가 지연되고 직원들의 생계 안정을 유지할 수 없다면 큰일이다. 치매 검사를 받으면 이 병이 얼마나 가까이 다가왔는지 위험을 인지하고 발병을 억제하는 조치를 취할 수 있다.

가족의 치매가 의심되면 먼저 전문의와 상담한다

기억장애와 함께 행동 장애까지 나타나기 시작하면 주위 사람들은 치매를 의심하게 된다. 그럴 때는 발 빠른 대처가 중요하다. 치매를 의심할 만한 행동을 연구한 자료가 있다(다음 쪽 참고).

가족이나 지인의 치매가 의심되면 일단 전문의에게 진찰을 받는다. 일본에서는 의사가 진찰 내용을 바탕으로 조기 진단을 담당하는 '치매질환의료센터'와 연락을 취한다. 일본의 치매질환의료센터는 지역 병원이나 진료소 등 지자체가

지정한 의료 기관에 설치되어 있다. 그곳에서 신경 심리검사
와 MRI, 뇌혈류 검사 등을 실시한 후 진단을 확정한다.

치매를 의심할 만한 행동

- 건망증이 심하고, 물건 둔 곳을 빈번하게 잊어버린다.
  ··· 74.6%
- 시간이나 날짜를 알 수 없게 되었다.   ··· 52.9%
- 일이나 집안일을 할 수 없어 생활에 지장이 있다.
  ··· 46.7%
- 신용카드를 사용할 수 없고 은행 업무도 할 수 없다.
  ··· 29.5%
- 약을 제대로 복용할 수 없다.   ··· 28.4%
- 날씨에 맞는 옷을 골라 입을 수 없다.   ··· 19.6%
- 머리를 감을 수 없다.   ··· 13.5%

(출처: 공익사회법인 치매 환자와 가족의 모임
「치매 진단과 치료에 관한 앙케트 조사보고서」 2014.9(7:465))

본인이 진료를 거부한다면?

치매가 의심되자마자 제대로 진료를 받으면 좋겠지만, 모두가 그러지는 않는다. 병원에 가기 싫다며 검진을 거부하는 사람도 있다. 치매 증상이 있지만 혼자 살고 있어 병원에 데려갈 보호자가 없을 때도 있다. 그런 상황에 대비해 일본은 시스템을 마련했다. 가족이나 이웃 등이 기관에 통보하면 전문의와 의료·돌봄 전문가로 구성된 전문팀이 대처하는 시스템이다.

이것이 바로 각 지자체에 설치된 '치매 초기 집중 지원팀'이다. 현재 일본의 모든 지자체에 설치되어 있다. 설치 장소는 지역포괄지원센터 외에 진료소, 병원, 치매질환의료센터, 시청 등 지자체에 따라 다르다. 인터넷에 검색할 때는 지자체 이름에 '치매 초기 집중 지원팀'을 덧붙여 입력하면 연락처를 알 수 있다. 잘 모를 때는 시청 복지 기관 부서로 연락하면 된다.

요청자의 개인 정보는 보호된다. 통보를 받으면 팀원이 치매가 의심되는 사람의 집이나 그 가족의 거처를 방문한다. 그리고 치매 여부를 판단하는 검사를 실시한 후 치매 진단을 받으면 가족 지원 등의 초기 지원 과정(대략 6개월)을 거친다.

본인이 병원에 가지 않아도 진단이나 지원이 가능하다.

환자와 가족을 위한 지역 지원 시스템

지금까지는 가족 중 누군가가 치매에 걸리면 그 사람을 위한 의료비나 돌봄 비용이 컸다. 이 부담을 줄이기 위해 고령자의 주거, 의료, 간병, 예방, 생활을 한꺼번에 지원하는 '지역 포괄 케어 시스템' 구축이 2025년을 목표로 진행 중이다. 이 제도는 일본의 고령자 전체를 대상으로 하는 시스템이다. 치매인이 돌봄을 받아야 하는 상태가 되더라도 자기다운 삶을 마지막까지 영위할 수 있다는 점이 이 제도의 장점이다. 고령자 중 치매인에 한정된 일본의 지원 체제로는 '치매 지역 지원 추진원', '치매 서포터' 양성 제도가 있다. 자신에게 익숙한 환경에서 계속 생활할 필요가 있는 치매인만을 위한 제도도 생겼다.

최근 들어 치매 예방이나 치료 분야가 빠르게 발전하고 있다. 신약 개발도 진행 중이다. 혹시 치매를 앓게 되더라도 충분한 지원 체제만 있다면, 누구나 인생의 마지막 순간까지 마음 놓고 살 수 있는 사회가 펼쳐질 것이다. 코로나19 문제

지역 포괄 케어 시스템

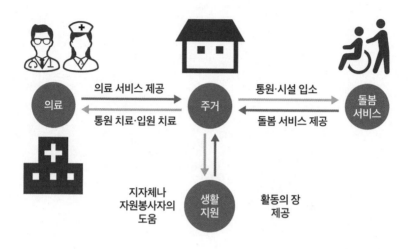

로 이러한 지역 지원 과제가 명확해졌다. 의료나 돌봄 서비스를 제공하려면 요양 보호사와 환자가 신체적으로 접촉할 수밖에 없는데, 이는 전염병 시대에 위생상 바람직하지 않다. 전염병이 확산하는 시기에는 서비스를 제공하는 빈도가 낮아지는데, 이러한 문제에도 대처할 수 있는 해결책이 필요하다(한국의 치매 정책은 212쪽 참고).

7장

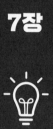

Q&A로 배우는 치매 예방

Q1

흔히 말하는 두뇌 트레이닝이 치매 예방에 효과가 있을까요? 게임기를 사용해 지금까지 5년 이상 꾸준히 두뇌 트레이닝을 하고 있습니다. (60대 여성)

아직 입증된 바는 없지만, 두뇌 트레이닝으로 치매를 예방할 수 있다. 세계보건기구도 인지 기능 트레이닝이 효과적이라고 밝혔다. 치매 전문의인 나도 좋다고 생각한다. 멍하니 수동적으로 TV만 보는 사람보다 적극적으로 지적 활동을 하는 사람이 치매에 걸릴 확률이 낮다.

두뇌 트레이닝에도 다양한 종류가 있다. 치매 예방을 기대할 수 있는 트레이닝법은 머리를 제대로 써서 문제를 푸는 활동을 이용한 것이다. 단순히 얼마나 빨리 반응하는지에 따라 승부가 결정되어 반응 속도만 높이는 게임에서는 치매 예방 효과를 크게 기대할 수 없다.

생각한 후 답하는 문제라도 같은 문제만 계속 반복해서는 의미가 없다. 요령을 익히면 반사적으로 답이 나올 수 있기 때문이다. 사실, 단순 계산만 반복해서는 인지 기능이 나아지지 않는다는 연구 논문도 있을 정도다. 타성에 젖어 있지 말고 항상 새로운 문제나 게임에 도전해보자.

A₁ 두뇌 트레이닝에는 치매 예방의 가능성이 있습니다. 단, 반사 신경의 반응 속도를 다투는 게임보다는 머리를 써서 생각하는 게임을 선택하도록 합니다. 같은 문제를 반복하는 것도 효과가 떨어집니다.

Q₂ 사회적 고립이 좋지 않다는 것은 알지만, 대단한 취미도 없거니와 사람 사귀는 것도 서툴러 노후에 그냥저냥 TV만 보면서 허송세월할까 봐 걱정입니다. (50대 남성)

일하는 중에는 어떤 식으로라도 움직이니 괜찮지만, 퇴직 후에는 집에서 꼼짝 않고 외출도 하지 않는 사람이 많다. 그러면 생활 리듬이 무너져 우울해지기 쉽고 대화도 줄어 치매 위험이 커진다. 퇴직하기 전에 은퇴를 하면 무엇을 하고 싶은지 찬찬히 생각해보면 어떨까? '대단한 취미'가 아니어도 학창 시절 뭔가에 몰입했던 기억은 없는지 곱씹어보자.

예를 들어, 사진을 좋아했다면 야생 조류 사진이나 시골 마을 사진을 촬영하러 가는 건 어떨까? 열차에 관심이 있었다면 일주일에 한 번은 정처 없이 전철을 타고 돌아다니거나, 음악을 좋아했다면 과감하게 악기를 배워도 좋다. 흔치 않은 취미 생활이라도 어딘가에는 동호인이 꼭 있을 것이다.

그래도 취미가 없다면 동물, 특히 개를 키워보는 방법도 있다. 동물과 친해지는 것은 사람을 사귀는 것보다 어렵지 않고 동물을 돌보다 보면 고독감도 사라진다. 개는 매일 아침 산책이 필요해 덕분에 생활에 리듬이 생긴다. 건강한 개를 키운다면 그 개와 보조를 맞추기 위해 빨리 걸어야 해서 가벼운 운동도 할 수 있다. 개를 데리고 산책 나온 사람과 만나 이야기할 기회도 만들어진다. 동물을 키우는 과정에서 사람과의 유대가 생기는 것이다. 억지로 사람을 사귀려 애쓰지 말고, 산책 중에 다른 사람과 대화할 기회를 얻는다는 정도로 생각하자.

 젊은 시절 관심 있던 취미를 찾아봅니다. 그래도 취미가 없다면 개를 키우는 것도 추천합니다.

Q3 계속되는 수면 부족으로 밤낮이 바뀌는 등 불규칙한 생활을 지속하면 치매에 걸리기 쉬울까요? (40대 여성)

최근 들어 수면 부족과 치매 위험의 관련성 연구가 크게 늘고 있다. 연구에 따르면, 수면 시간이 부족하면 뇌척수액(뇌와 척수를 순환하며 호르몬과 노폐물을 운반하는 무색의 액체—편집자)의 흐름이 원활하지 못해 뇌에서 불필요한 물질을 배출하기 어려워진다. 결과적으로, 알츠하이머병의 원인이라 일컫는 베타 아밀로이드가 축적될 가능성이 있다. 따라서 한창 일할 나이인 40~50대에 수면 부족이 계속되면, 그때부터 베타 아밀로이드가 서서히 쌓일 가능성이 있다.

수면 시간은 너무 짧아도 너무 길어도 좋지 않다. 단, 수면 부족 상태가 얼마나 지속되어야 치매에 걸리기 쉬운지에 관한 데이터는 아직 없다. 앞으로 자세한 연구가 필요하다. 수면 시간으로 6~8시간 정도 확보해 부족하지 않도록 주의한다. 잘 자고 규칙적으로 생활하는 것이 치매 예방에 바람직하다.

A₃ 수면이 부족하면 알츠하이머병의 원인이 되는 베타 아밀로이드가 축적되기 쉬우니 규칙적으로 생활하도록 합니다.

Q₄ 아버지가 곧 80세가 됩니다. 옛날 분이라 탄수화물 섭취가 과한 것 같아 걱정입니다. 단것도 좋아하고요. (40대 남성)

탄수화물 섭취가 많다는 것은 쌀밥을 많이 먹고 반찬을 덜 먹는다는 말이다. 치매를 예방하려면 균형 잡힌 식단이 중요하다. 규슈대학이 후쿠오카현 히사야마초 주민을 대상으로 실시한 대규모 조사 결과, 치매 예방을 위해 섭취량을 늘려야 할 식품으로 녹황색 채소, 우유, 유제품, 콩, 콩제품, 담색채소, 해조류, 과일, 과일 주스, 생선, 감자, 달걀 등이 있었다. 반면, 쌀과 술은 줄여야 할 식품이었다. 쌀밥을 먹는 습관이 치매 예방에 나쁘다는 뜻이 아니라 전통적인 밥상에서 쌀밥이 다른 식품에 비해 상대적으로 비중이 높다는 것을 의미한다. 쌀밥을 먼저 먹으면 배가 불러 반찬을 먹기 힘들다.

따라서 반찬을 먼저 집는 식으로 먹는 순서를 신경 써보자.

일주일에 한 번은 카레를 먹는 것이 좋다. 카레의 재료인 강황에 들어 있는 폴리페놀의 일종인 쿠르쿠민은 알츠하이머병의 원인이 되는 베타 아밀로이드의 축적을 막는다. 폴리페놀의 항산화 작용과 항염증 작용이 치매 예방에 도움이 된다. 브로콜리, 토마토, 가지, 녹차, 홍차 등에도 치매 예방 효과를 기대할 수 있는 폴리페놀이 많이 함유되어 있다.

A4 다양한 식품을 먹도록 합니다. 밥의 양이 많은 사람은 밥을 줄이고 녹황색 채소, 유제품, 콩제품 등을 늘려야 합니다.

Q5 61세인 남편이 수면 중에 크게 소리를 지르는 일이 있어 렘수면 행동 장애가 아닐까 염려됩니다. 최근에 루이소체형 치매에 걸리면 수십 년 전부터 렘수면 행동 장애가 일어난다는 이야기를 들었습니다. 게다가 남편의 아버지는 60대 후반부터 치매였습니다. (50대 여성)

렘수면 행동 장애란 얕은 잠을 자는 렘수면 시간 동안 꿈의 내용이 그대로 행동으로 나타나는 것을 말한다. 잠자는 중에 큰소리로 잠꼬대하거나 웃거나 화를 내기도 하고 일어나서 돌아다니기도 한다. 루이소체형 치매는 인지 기능 장애, 환시 증상, 파킨슨병 증상이 함께 나타난다. 일본에서는 알츠하이머형 치매, 혈관성 치매에 이어 세 번째로 많은 치매 유형으로 전체 치매의 5% 가까이 차지한다.

61세라는 나이가 걱정이라면 치매 검사를 받아도 좋다. 본인이 동의하면 신경과나 정신과 전문의에게 진찰을 받도록 한다. 빨리 진단받으면 빨리 대처할 수 있어 그만큼 발병을 늦출 수 있다. 루이소체형 치매 전문의가 있는 대학 병원이면 더 좋다. 상담자 남편의 아버지가 치매 진단을 받았을 때는 학계에서 루이소체형 치매를 인지하기 전이었을지도 모른다. 따라서 지금이라면 남편의 아버지도 루이소체형 치매로 진단받았을 가능성이 있다.

 60대는 치매 검사를 받아야 할 나이입니다. 걱정된다면 검진을 받아보세요.

Q6

어머니가 "지나치게 논리적이면 앞으로 치매에 걸릴 위험이 높다"라는 말을 자주 하시는데 정말 그럴까요? (50대 여성)

분명 성격과 치매는 어느 정도 연관이 있다. 하지만 논리적이라는 말의 의미를 어떻게 해석하느냐에 따라 답이 달라질 수 있다. 논리를 바탕으로 머리를 써서 신중하게 생각한다고 해석한다면, 지적으로 사고하는 습관이 있는 성격이다. 이런 습관은 '인지 예비능'을 늘려 치매 예방으로 이어질 수 있다.

반면, 자신의 논리만 앞세우는 고집 센 성격이라면 주위 사람이 꺼릴 것이다. 주위 사람이 싫어할 만큼 자신의 고집이 지나치면 마음을 터놓을 상대가 없어 마침내 고립감에 빠질 우려가 있다. 고령자에게 사회적 고립은 치매 위험 요인이므로 되도록 피하는 게 좋다. 확실한 데이터는 없지만, 이러한 성격의 소유자와는 달리 오래 고민하지 않는 성격인 사람, 기분 전환에 능숙한 성격인 사람은 치매에 걸릴 확률이 낮다고 한다.

치매 전문의도 실천하는 치매 예방법

A6 논리를 바탕으로 머리를 써서 신중하게 생각하는 성격이라면 문제 없지만, 논리만 앞세우는 고집 센 성격이라면 주의해야 한다.

Q7 TV에서 유명한 치매 전문가가 자신도 치매라고 말하는 특집 방송을 보았습니다. 전문가도 치매를 막을 수 없다면 예방하는 것도 상당히 힘들지 않을까요? (40대 남성)

치매 연구의 일인자이자 '하세가와식 치매 문진표'의 개발자로도 유명한 하세가와 가즈오 선생의 이야기다. 그는 2017년 88세에 스스로 치매인임을 밝혔고 다른 치매 전문가가 그의 치매를 진단해 큰 주목을 받았다. 하세가와 선생은 치매 연구의 일인자이지만, 90세 가까이 되면 누구라도 치매 위험이 커지기 마련이다. 물론 생활 습관이나 식생활에 유의할 수는 있다. 그렇더라도 발병 우려를 완전히 없애지는 못한다. 또한, 치매 예방을 위한 생활 습관에 관한 연구가 진행된 것도 최근의 일이다.

나는 그가 일상생활을 제대로 하고 있다는 점에 주목한다. 주위 사람이 선생의 증상을 이해하고 잘 대응해왔기 때문에 그럴 수 있었다고 생각한다. 치매를 예방하는 것도 당연히 중요하지만, 가까운 사람이 치매를 앓아도 어려움이 없는 환경을 만들어 치매와 공생할 수 있는 사회 체제를 갖추는 것이 가장 중요하다.

A₇ 치매 예방에 신경 쓰며 생활해도 80~90대가 되면 치매 위험이 커집니다. 치매에 걸려도 일상적으로 생활할 수 있는 사회를 만드는 것이 가장 중요합니다.

Q₈ 떨어져 사는 80대 부모님의 치매가 염려됩니다. 다리와 허리가 약해진 데다 추운 곳이라 겨울에는 외출도 하지 않는 모양입니다. 집에서 손쉽게 실천할 수 있는 예방법을 알려주세요. (50대 여성)

치매 예방을 위해 운동은 필수적이다. 밖으로 나갈 수 있을 때는 되도록 밖으로 나가서 빠르게 걷는다. 도저히 어렵다면, 실내에서 걷기가 가능한 운동기구를 활용하는 방법도 있다. 최근에는 5만 엔 이하면서 자리도 별로 차지하지 않는 제품도 많이 나와 있다. 의자나 책상에 손을 대고 스쿼트를 해도 좋다. 외출 횟수가 줄어들면 타인과 소통도 줄어든다. 이를 방지하기 위해 떨어져 사는 부모님과 하루에 한 번이라도 통화하는 것은 어떨까. 화상 통화를 하면 서로 얼굴을 볼 수 있어 좋은 자극이 된다. 손자가 있는 분이라면 더욱 효과적이다.

고령이어도 터치식의 태블릿 PC 정도는 사용할 수 있다. 은행의 ATM 기계를 사용할 수 있다면 태블릿 PC도 기본적인 조작이 가능하다. 게다가 새로운 기기 조작을 익히는 활동 자체가 뇌에 자극을 주어 치매 예방에 도움이 된다.

 실내에서 할 수 있는 운동 방법을 찾고 가족과의 소통을 위해 태블릿 PC 같은 전자 기기를 활용해보는 건 어떨까요?

Q9 악기 연주처럼 손끝을 세심하게 사용하는 활동이 치매 예방에 좋을까요? 만일 예방이 된다면 기타나 피아노를 배워볼까 합니다.

(50대 남성)

치매 예방을 위해 악기 연주를 배우는 것은 환영한다. 단순히 손끝을 사용하는 것뿐만 아니라, 소리를 듣고 틀린 지점을 바로 알 수 있다는 것이 장점이다. 틀렸다고 느끼면 우리는 그것을 재빨리 수정하려고 한다. 틀리면 수정하는 두뇌 사용법이 치매 예방으로 이어진다.

악기 연주와 마찬가지로 사교댄스나 어학 공부도 치매에 효과가 있다는 연구 결과가 있는데, 이 활동들도 수정하는 힘과 관련이 있다. 사교댄스를 추다가 상대의 발을 밟았다면 두 번은 밟지 않으려고 열심히 연습한다. 어학 공부도 한 번 문법을 틀리면 두 번은 틀리지 않으려고 주의한다. 의식적으로 틀린 점을 수정하려는 생각이 뇌를 활성화한다.

나이가 들면 '틀리는' 경험 자체가 줄어든다. 새로운 것에 도전하고 잘못되면 수정하는 시행착오를 반복하는 게 좋다.

악기 연주는 사교댄스나 어학 공부처럼 '틀리면 수정하는' 것을 반복합니다. 그것이 뇌를 활성화해 치매 예방에 도움이 됩니다.

$$\widehat{\text{참고문헌}}$$

1장

Livingston G, Sommerlad A, Orgeta V, Costafreda SG, Huntley J, Ames D, Ballard C6, Banerjee S, Burns A, Cohen-Mansfield J, Cooper C, Fox N, Gitlin LN, Howard R, Kales HC, Larson EB, Ritchie K, Rockwood K, Sampson EL, Samus Q, Schneider LS, Selbæk G, Teri L, Mukadam N. Dementia prevention, intervention, and care. Lancet. 2017 Dec 16;390(10113):2673-2734. doi: 10.1016/S0140-6736(17)31363-6. Epub 2017 Jul 20.

日本神経学会「認知症疾患診療ガイドライン 2017」

Otsuka R, Nishita Y, Tange C, Tomida M, Kato Y, Nakamoto M, Imai T, Ando F, Shimokata H. Dietary diversity decreases the risk of cognitive decline among Japanese older adults. Geriatr Gerontol Int. 2017 Jun;17(6):937-944. doi: 10.1111/ggi.12817. Epub 2016 Jul 5.

2장

内閣府「高齢社会白書 2017 年版」

Langa KM, Larson EB, Crimmins EM, Faul JD, Levine DA, Kabeto MU, Weir DR. A Comparison of the Prevalence of Dementia in the United States in 2000 and 2012. JAMA Intern Med. 2017 Jan 1;177(1):51-58. doi: 10.1001/jamainternmed.2016.6807.

Matthews FE1, Arthur A, Barnes LE, Bond J, Jagger C, Robinson L, Brayne C; Medical Research Council Cognitive Function and Ageing Collaboration. A two-decade comparison of prevalence of dementia in individuals aged 65 years and older from three geographical areas of England: results of the Cognitive Function and Ageing Study I and II. Lancet. 2013 Oct 26;382(9902):1405-12. doi: 10.1016/S0140-6736(13)61570-6. Epub 2013 Jul 17.

Schrijvers EM, Verhaaren BF, Koudstaal PJ, Hofman A, Ikram MA, Breteler MM. Is dementia incidence declining?: Trends in dementia incidence since 1990 in the Rotterdam Study. Neurology. 2012 May 8;78(19):1456-63. doi: 10.1212/WNL.0b013e3182553be6. Epub 2012 May 2.

Livingston G, Sommerlad A, Orgeta V, Costafreda SG, Huntley J, Ames D, Ballard C6, Banerjee S, Burns A, Cohen-Mansfield J, Cooper C, Fox N, Gitlin LN, Howard R, Kales HC, Larson EB, Ritchie K, Rockwood K, Sampson EL, Samus Q, Schneider LS, Selbæk G, Teri L, Mukadam N. Dementia prevention, intervention, and care. Lancet. 2017 Dec 16;390(10113):2673-2734. doi: 10.1016/S0140-6736(17)31363-6. Epub 2017 Jul 20.

Garami M, Schuler D, Babosa M, Borgulya G, Hauser P, Müller J, Paksy A, Szabó E, Hidvégi M, Fekete G. Fermented wheat germ extract reduces chemotherapy-induced febrile neutropenia in pediatric cancer patients. J Pediatr Hematol Oncol. 2004 Oct;26(10):631-5.

Petersen RC, Doody R, Kurz A, Mohs RC, Morris JC, Rabins PV, Ritchie K, Rossor M, Thal L, Winblad B. Current concepts in mild cognitive impairment. Arch Neurol. 2001 Dec;58(12):1985-92.

池田学編、遠藤英俊監修『認知症 臨床の最前線』

3장

Sakurai H, Hanyu H, Kanetaka H, Sato T, Shimizu S, Hirao K, Iwamoto T. Prevalence of coexisting diseases in patients with Alzheimer's disease. Geriatr Gerontol Int. 2010 Apr;10(2):216-7. doi: 10.1111/j.1447-0594.2010.00609.x.

日本神経学会「認知症疾患診療ガイドライン2017」

Lu Gao, Fiona E Matthews, Lincoln A Sargeant, Carol Brayne & MRC CFAS. An investigation of the population impact of variation in HbA1c levels in older people in England and Wales: From a population based multi-centre longitudinal study. BMC Public Health volume 8, Article number: 54 (2008)

4장

Yang F, Lim GP, Begum AN, Ubeda OJ, Simmons MR, Ambegaokar SS, Chen PP, Kayed R, Glabe CG, Frautschy SA, Cole GM. Curcumin inhibits formation of amyloid beta oligomers and fibrils, binds plaques, and reduces amyloid in vivo. J Biol Chem. 2005 Feb 18;280(7):5892-901. Epub 2004 Dec 7.

Liu ZJ, Li ZH, Liu L, Tang WX, Wang Y, Dong MR, Xiao C. Curcumin Attenuates Beta-Amyloid-Induced Neuroinflammation via Activation of Peroxisome Proliferator-Activated Receptor-Gamma Function in a Rat Model of Alzheimer's Disease. Front Pharmacol. 2016 Aug 19;7:261. doi: 10.3389/fphar.2016.00261. eCollection 2016.

Ng TP1, Chiam PC, Lee T, Chua HC, Lim L, Kua EH. Curry consumption and cognitive function in the elderly. Am J Epidemiol. 2006 Nov

치매 전문의도 실천하는 치매 예방법

1;164(9):898–906. Epub 2006 Jul 26.

Zhang S, Tomata Y, Sugiyama K, Sugawara Y, Tsuji I. Citrus consumption and incident dementia in elderly Japanese: the Ohsaki Cohort 2006 Study. Br J Nutr. 2017 Apr;117(8):1174–1180. doi: 10.1017/S000711451700109X. Epub 2017 May 19.

Onozuka H, Nakajima A, Matsuzaki K, Shin RW, Ogino K, Saigusa D, Tetsu N, Yokosuka A, Sashida Y, Mimaki Y, Yamakuni T, Ohizumi Y. Nobiletin, a citrus flavonoid, improves memory impairment and Abeta pathology in a transgenic mouse model of Alzheimer's disease. J Pharmacol Exp Ther. 2008 Sep;326(3):739–44. doi: 10.1124/jpet.108.140293. Epub 2008 Jun 10.

A. Nakajima et al. Neuroprotective Effects of Phytochemicals in Neurological Disorders.Wiley Blackwell 2017.

Otsuka R, Nishita Y, Tange C, Tomida M, Kato Y, Nakamoto M, Imai T, Ando F, Shimokata H. Dietary diversity decreases the risk of cognitive decline among Japanese older adults. Geriatr Gerontol Int. 2017 Jun;17(6):937–944. doi: 10.1111/ggi.12817. Epub 2016 Jul 5.

Ozawa M, Ninomiya T, Ohara T, Doi Y, Uchida K, Shirota T, Yonemoto K, Kitazono T, Kiyohara Y. Dietary patterns and risk of dementia in an elderly Japanese population: the Hisayama Study. Am J Clin Nutr. 2013 May;97(5):1076–82. doi: 10.3945/ajcn.112.045575. Epub 2013 Apr 3.

Orgogozo JM, Dartigues JF, Lafont S, Letenneur L, Commenges D, Salamon R, Renaud S, Breteler MB. Wine consumption and dementia in the elderly: a prospective community study in the Bordeaux area. Rev Neurol (Paris). 1997 Apr;153(3):185–92.

Yamada M, Sasaki H, Mimori Y, Kasagi F, Sudoh S, Ikeda J, Hosoda Y,

Nakamura S, Kodama K. Prevalence and risks of dementia in the Japanese population: RERF's adult health study Hiroshima subjects. Radiation Effects Research Foundation. J Am Geriatr Soc. 1999 Feb;47(2):189-95.

Kokmen E, Beard CM, O'Brien PC, Kurland LT. Epidemiology of dementia in Rochester, Minnesota. Mayo Clin Proc. 1996 Mar;71(3):275-82.

Ogura C, Nakamoto H, Uema T, Yamamoto K, Yonemori T, Yoshimura T. Prevalence of senile dementia in Okinawa, Japan. COSEPO Group. Study Group of Epidemiology for Psychiatry in Okinawa. Int J Epidemiol. 1995 Apr;24(2):373-80.

Masuda M, Suzuki N, Taniguchi S, Oikawa T, Nonaka T, Iwatsubo T, Hisanaga S, Goedert M, Hasegawa M. Small molecule inhibitors of alpha-synuclein filament assembly. Biochemistry. 2006 May 16;45(19):6085-94.

5장

Garami M, Schuler D, Babosa M, Borgulya G, Hauser P, Müller J, Paksy A, Szabó E, Hidvégi M, Fekete G. Fermented wheat germ extract reduces chemotherapy-induced febrile neutropenia in pediatric cancer patients. J Pediatr Hematol Oncol. 2004 Oct;26(10):631-5.

国立長寿医療研究センター「認知症予防へ向けた運動コグニサイズ」
https://www.ncgg.go.jp/cgss/department/cre/documents/cogni.pdf

NHK健康ch「【特集】動画でわかる認知症(3)認知症予防運動プログラム」
https://www.nhk.or.jp/kenko/special/ninchishou-movie/sp_3.html

Verghese J, Lipton RB, Katz MJ, Hall CB, Derby CA, Kuslansky G,

Ambrose AF, Sliwinski M, Buschke H. Leisure activities and the risk of dementia in the elderly. N Engl J Med. 2003 Jun 19;348(25):2508-16.

6장

Fratiglioni L, Wang HX, Ericsson K, Maytan M, Winblad B. Influence of social network on occurrence of dementia: a community-based longitudinal study. Lancet. 2000 Apr 15;355(9212):1315-9.

一般社団法人認知症アセスメント普及・開発センター「DASC-21 とは」
https://dasc.jp/about

NHK アーカイブス「回想法ライブラリー」
https://www.nhk.or.jp/archives/kaisou/

公益社団法人認知症の人と家族の会「認知症の診断と治療に関するアンケート調査報告書」2014.9

한국의 치매 정책 (2021~2025 제4차 치매 관리 종합 계획)

비전	치매 환자와 가족, 지역 사회가 함께하는 행복한 치매 안심 사회 실현

↑

목표	살던 곳에서 안심하고 지낼 수 있도록 지원하겠습니다. 치매안심센터의 치매 환자 등록, 관리율: 60%(2021) -> 80%(2025)

↑

수요자 관점 생애 주기별 치매 관리 강화

전문화된 치매 관리와 돌봄	1. 선제적 치매 예방, 관리	1) 치매 고위험군 집중 관리 및 치매 조기 발견 지원 2) 인지 건강 증진 프로그램 개발 및 확산
	2. 치매 환자 치료의 초기 집중 투입	1) 치매 환자의 치료, 관리 전문성 강화 2) 초기 집중 관리로 치매 악화 지연
	3. 치매 돌봄의 지역사회 관리 역량 강화	1) 지역 거주 치매 환자 지원 서비스 다양화 2) 유관 자원 연계를 통한 지원 체계 강화
	4. 치매 환자 가족의 부담 경감을 위한 지원 확대	1) 지역 기반 치매 환자 가족 지원 서비스 강화 2) 치매 환자 가족의 돌봄 역량 강화 지원

↑

치매 관련 인프라의 연계 체계 마련, 제도 개선을 통한 기반 구축

치매 관련 정책 기반 강화	1. 치매 관리 전달 체계 효율화	1) 치매 관리 주요 수행 기관의 기능 정립 및 강화 2) 유관 기관 연계와 협력을 통한 치매 전달 체계 개선
	2. 치매 관리 공급 인프라 확대 및 전문화	1) 치매 의료, 요양 기관의 서비스 전문화 2) 의료, 요양 제공 기관 확충 및 지원 체계 개선
	3. 초고령 사회에 대응한 치매 연구 및 기술 개발 지원 확대	1) 치매 관련 통계와 연구 지원 체계 마련 2) 치료와 돌봄을 지원하는 과학 기술(Technology) 활용
	4. 치매 환자도 함께 살기 좋은 환경 조성	1) 치매 인식 개선을 위한 교육과 홍보 2) 치매 환자와 더불어 사는 사회적 환경 조성

(출처: 보건복지부 제4차('21~'25) 치매 관리 종합 계획*)

치매센터 전화번호

치매상담콜센터 1899-9988
중앙치매센터   1666-0921 (https://www.nid.or.kr/main/main.aspx)

※ 본 페이지는 일본 원서의 번역이 아니라, 현대지성의 책임에 따라 새롭게 추가한 내용입니다.

---

* 자세한 내용은 <대한민국 정책 브리핑> 사이트를 참고하시기 바랍니다.
https://www.korea.kr/archive/expDocView.do?docId=39215&call_from=naver_exp

치매 전문의도 실천하는 치매 예방법

1판 1쇄 발행 2021년 7월 14일
1판 2쇄 발행 2022년 12월 9일

발행인 박명곤 CEO 박지성 CFO 김영은
기획편집 채대광, 김준원, 박일귀, 이승미, 이은빈, 이지은, 성도원
디자인 구경표, 한승주
마케팅 임우열, 김은지, 이호, 최고은
펴낸곳 (주)현대지성
출판등록 제406-2014-000124호
전화 070-7791-2136 **팩스** 0303-3444-2136
주소 서울시 강서구 마곡중앙6로 40, 장흥빌딩 10층
홈페이지 www.hdjisung.com **이메일** main@hdjisung.com
제작처 영신사

ⓒ 현대지성 2021

Inspiring Contents

현대지성은 여러분의 의견 하나하나를 소중히 받고 있습니다.
원고 투고, 오탈자 제보, 제휴 제안은 main@hdjisung.com으로 보내 주세요.

현대지성 홈페이지